Vinej Somaraj

Malocclusion

Vinej Somaraj

Malocclusion

ScienciaScripts

Imprint
Any brand names and product names mentioned in this book are subject to trademark, brand or patent protection and are trademarks or registered trademarks of their respective holders. The use of brand names, product names, common names, trade names, product descriptions etc. even without a particular marking in this work is in no way to be construed to mean that such names may be regarded as unrestricted in respect of trademark and brand protection legislation and could thus be used by anyone.

Cover image: www.ingimage.com

This book is a translation from the original published under ISBN 978-613-9-89139-9.

Publisher:
Sciencia Scripts
is a trademark of
Dodo Books Indian Ocean Ltd. and OmniScriptum S.R.L publishing group

120 High Road, East Finchley, London, N2 9ED, United Kingdom
Str. Armeneasca 28/1, office 1, Chisinau MD-2012, Republic of Moldova, Europe
Printed at: see last page
ISBN: 978-620-5-62653-5

Table des matières :

INTRODUCTION

L'occlusion est définie comme une manière dont les dents supérieures et inférieures s'intercuspident entre elles dans toutes les positions et tous les mouvements de la mandibule.

Elle est le résultat du contrôle neuromusculaire des composants des systèmes de mastication, à savoir : les dents, les structures parodontales, les articulations maxillaires et mandibulaires, les articulations temporomandibulaires et leurs muscles et ligaments associés.

OCCLUSION IDÉALE

Une occlusion idéale est un concept hypothétique ou théorique basé sur l'anatomie des dents et rarement rencontré dans la nature.

Le concept est appliqué à une situation où les bases squelettiques du maxillaire et de la mandibule sont de taille correcte l'une par rapport à l'autre et où les dents doivent être en relation correcte dans les trois plans de l'espace au repos.

La malocclusion des dents n'est pas vraiment une maladie au même titre que les caries dentaires et les parodontites.

> Il s'agit plutôt d'un reflet de la variation naturelle qui se produit dans un système biologique.
> L'étude de l'occlusion est un aspect important de la dentisterie.

Le terme "Occlusion" présente à la fois des aspects "statiques" et "dynamiques".

> "Statique" fait référence à la forme, à l'alignement et à l'articulation des dents à l'intérieur et entre les arcades, ainsi qu'à la relation des dents avec leur structure de soutien.
> "Dynamique" fait référence à la fonction du système stomatognathique dans son ensemble, comprenant les dents, la structure de soutien, l'articulation temporomandibulaire, les systèmes neuromusculaires et nutritifs.

"Angle" défini "Occlusion" comme la relation normale des plans inclinés occlusaux des dents lorsque les mâchoires sont fermées.

"L'acte de fermeture ou le processus de fermeture" - Dictionnaire médical Ricketts Dorland.

OCCLUSION NORMALE

L'occlusion normale est celle où les molaires supérieures et inférieures sont dans une relation où la cuspide mésiobuccale de la molaire supérieure s'occlut dans le sillon buccal de la molaire inférieure et où les dents sont disposées en une ligne d'occlusion à courbure régulière - Angle (1899)

Andrews (1972) - "Six clés pour une occlusion normale".

1. Relation molaire
2. Angulation correcte de la couronne (pointe mésiodistale de la couronne)
3. Inclinaison correcte de la couronne (couple labiolingual ou buccolingual)
4. Absence de rotations
5. Contacts proximaux étroits
6. Plan occlusal plat

Les travaux de Roth (1981) ont ajouté quelques clés fonctionnelles aux six clés précédentes de l'occlusion normale par Andrew :

1. La relation centrée et l'occlusion centrée doivent coïncider.
2. En protrusion, les incisives doivent exclure les dents postérieures, le guidage étant assuré par les bords incisifs inférieurs passant le long du contour palatin des incisives supérieures.
3. Dans les excursions latérales de la mandibule, la canine doit guider le côté de travail tandis que toutes les autres dents de ce côté et de l'autre sont exclues.
4. Lorsque les dents sont en occlusion centrée, il doit y avoir des contacts bilatéraux réguliers dans les segments buccaux.

RELATION CENTRÉE

Relation maxillomandibulaire dans laquelle les condyles s'articulent avec la partie avasculaire la plus fine de leurs disques respectifs, le complexe étant en position antéro-supérieure contre les formes des éminences articulaires. Cette position est indépendante du contact avec la dent. Cette position est cliniquement discernable lorsque la mandibule est dirigée vers le haut et l'avant. Elle est limitée à un mouvement purement rotatif autour de l'axe horizontal transversal (Glossaire de termes de prosthodontie - 5).

RELATION CENTRÉE

La relation la plus postérieure de la mâchoire inférieure à la mâchoire supérieure à partir de laquelle des mouvements latéraux peuvent être effectués à une dimension verticale donnée (Boucher).

Elle indique la relation entre la mandibule et le maxillaire lorsque la mandibule est dans sa position la plus postérieure.

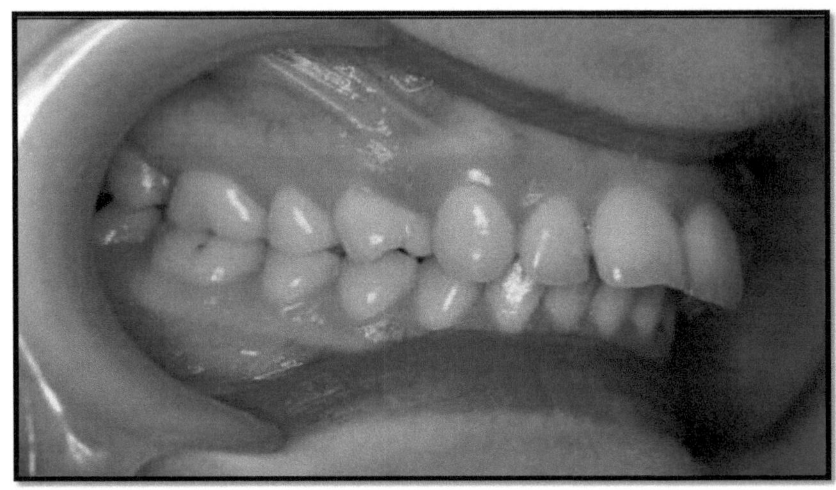

OCCLUSION CENTRÉE

L'occlusion des dents opposées lorsque la mandibule est en relation centrée.

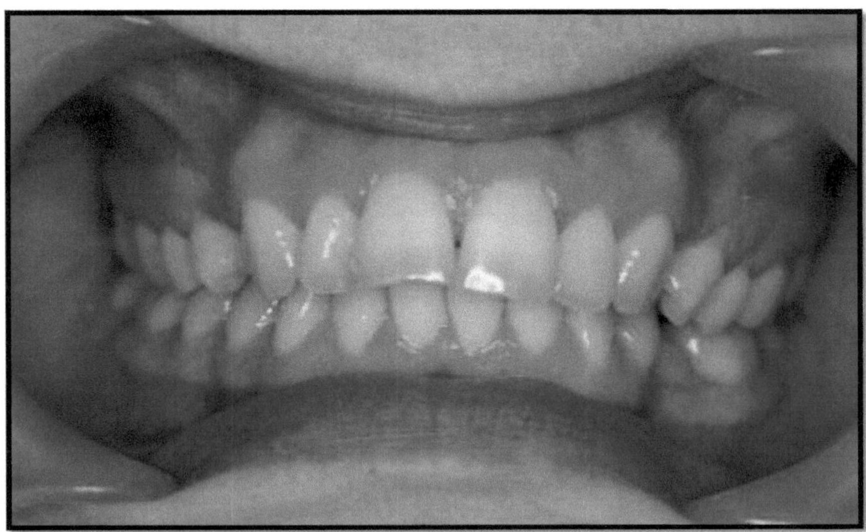

MALOCCLUSION

La malocclusion est le mauvais positionnement des dents et des mâchoires. Il s'agit d'une variation de la croissance et du développement normaux qui peut affecter l'occlusion, la capacité à se nettoyer les dents correctement, la santé des tissus gingivaux, la croissance des mâchoires, le développement de la parole et l'apparence.

Chapitre 1

Définitions :

1. La malocclusion est définie par le Dental Practice Board comme étant "une occlusion anormale dans laquelle les dents ne sont pas dans une position normale par rapport aux dents adjacentes de la même mâchoire et/ou aux dents opposées lorsque les mâchoires sont fermées".
2. La US National Library of Medicine/ National Institute of Health (Medline) indique que la malocclusion "signifie que les dents ne sont pas alignées correctement".
3. État dans lequel les structures dentaires ne sont pas en équilibre acceptable les unes avec les autres ou avec les structures faciales et/ou le crâne, ce qui interfère ou constitue une menace potentielle pour le développement et le maintien normaux des tissus, une fonction efficace ou un problème de comportement psychologique - Fisk (1960).
4. L'Organisation mondiale de la santé (1987), avait inclus la malocclusion dans la rubrique Anomalie dento-faciale handicapante, définie comme une anomalie qui cause un défigurement ou qui entrave une fonction, et nécessitant un traitement "si le défigurement ou le défaut fonctionnel était susceptible d'être un obstacle au bien-être physique ou émotionnel du patient".

LES TYPES DE MALOCCLUSION

1. Malocclusion intra-arche
2. Malocclusion inter-arches
3. Malocclusion squelettique

MALOCCLUSION INTRA-ARCHE

> Inclinaison

- Inclinaison mésiale

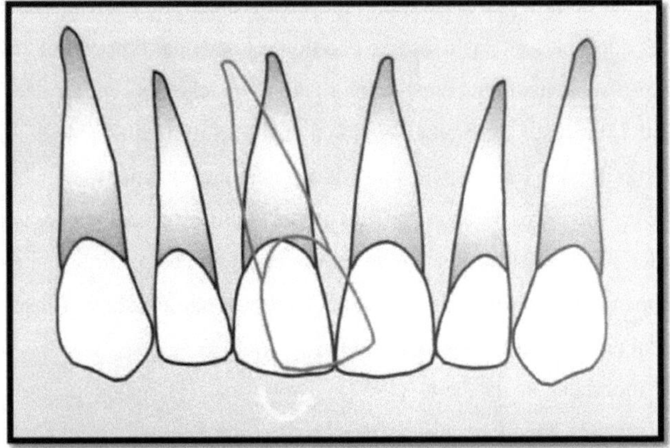

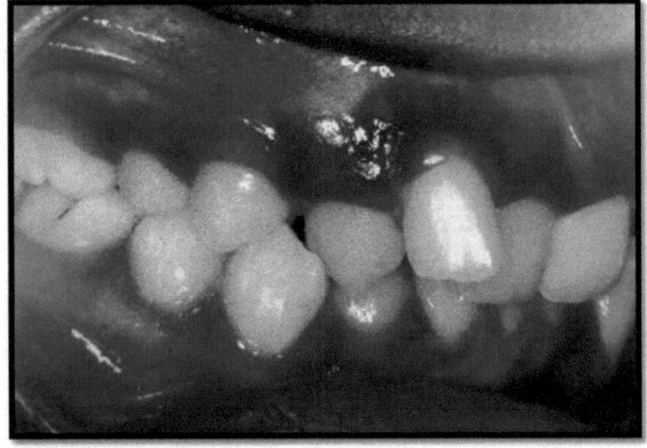

- Inclinaison distale

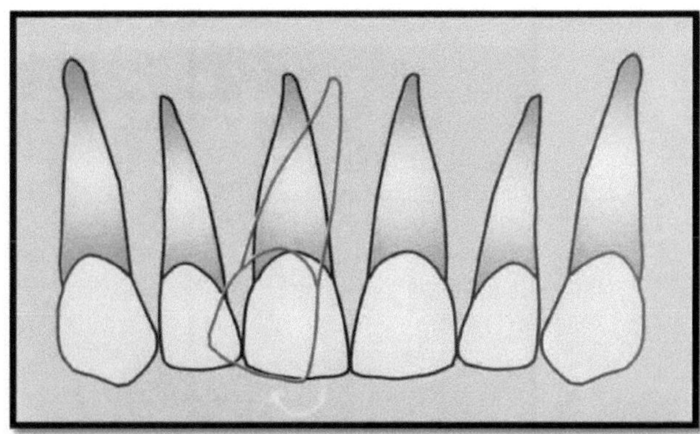

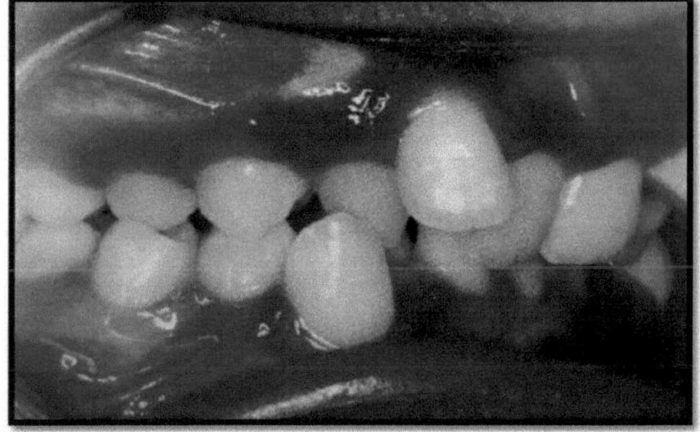

- Inclinaison labiale

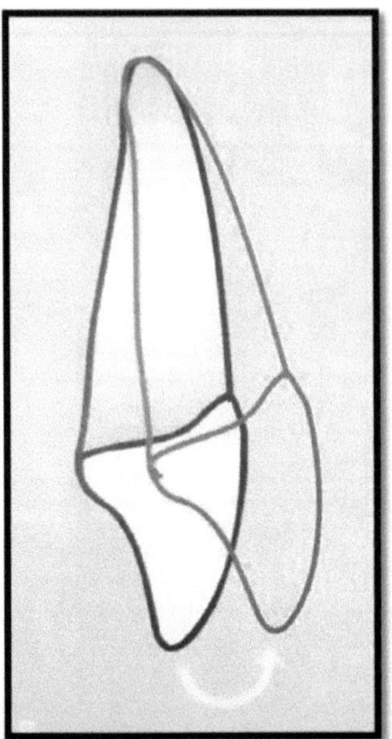

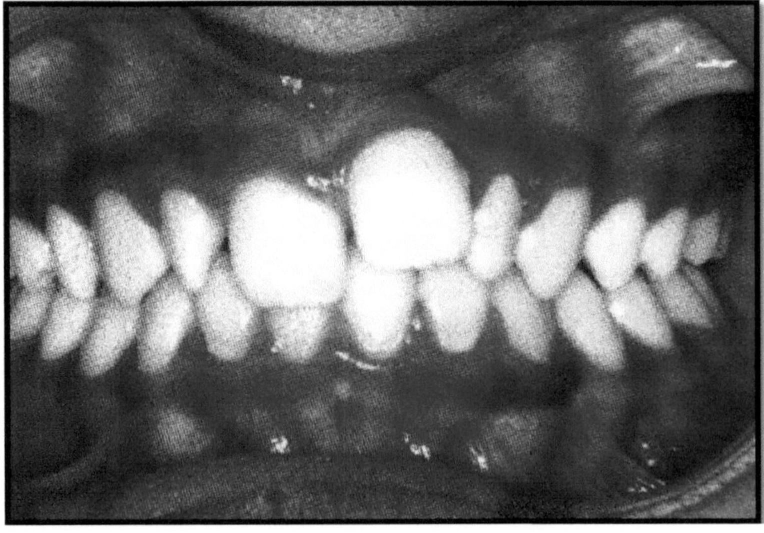

- Inclinaison linguale

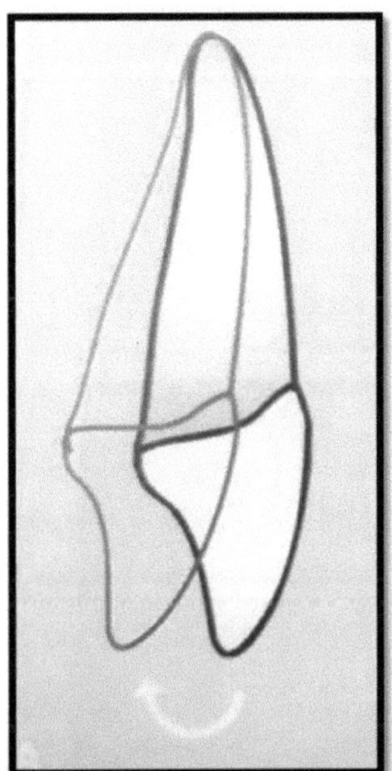

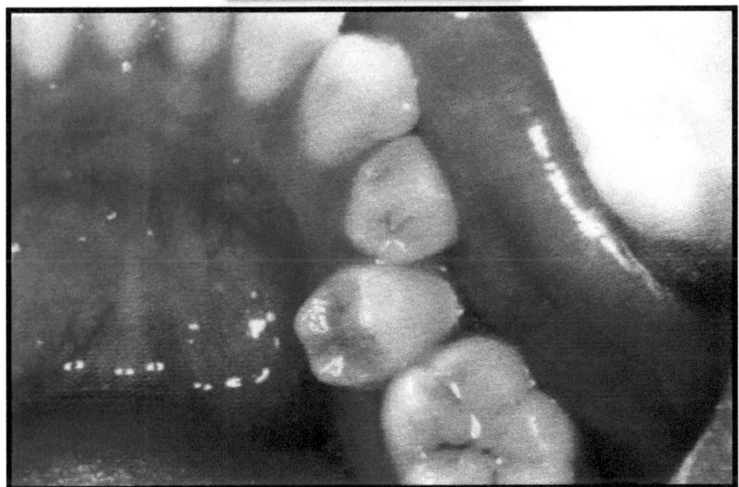

Déplacement

- Déplacement mésial

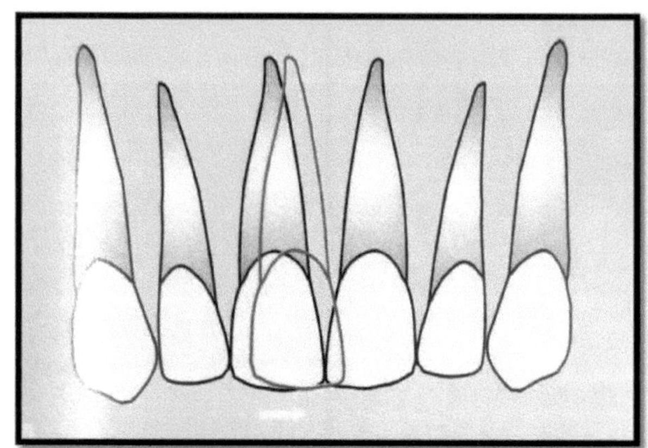

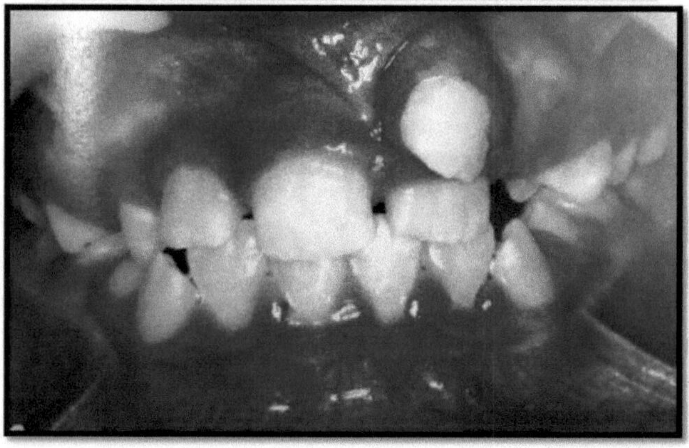

- Déplacement distal

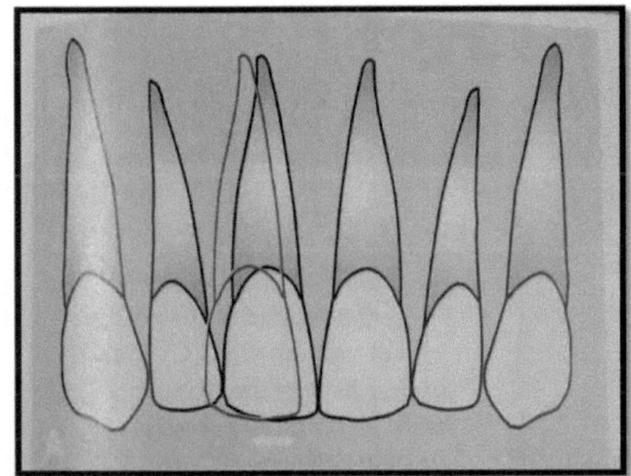

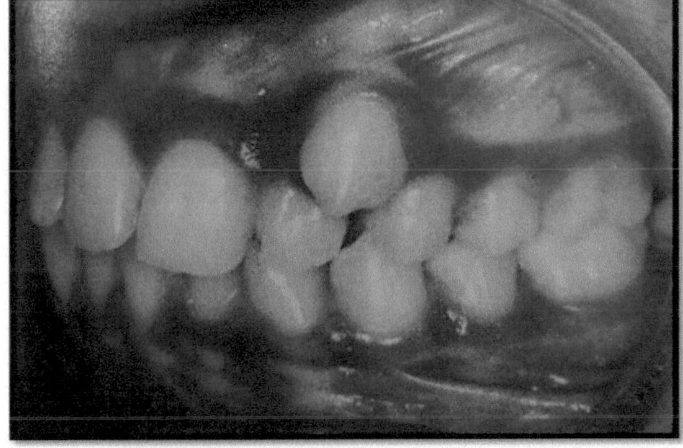

- Déplacement labial

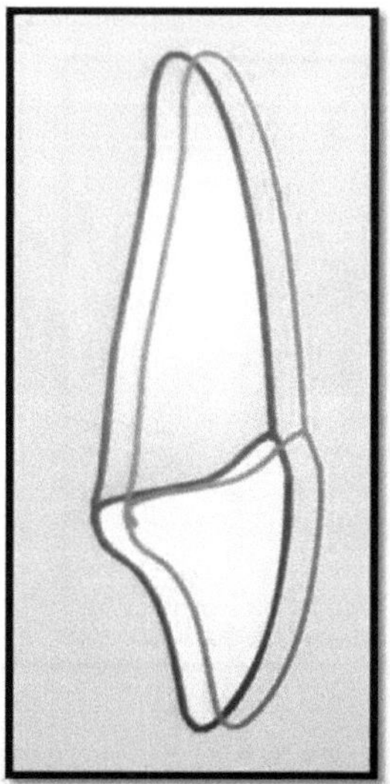

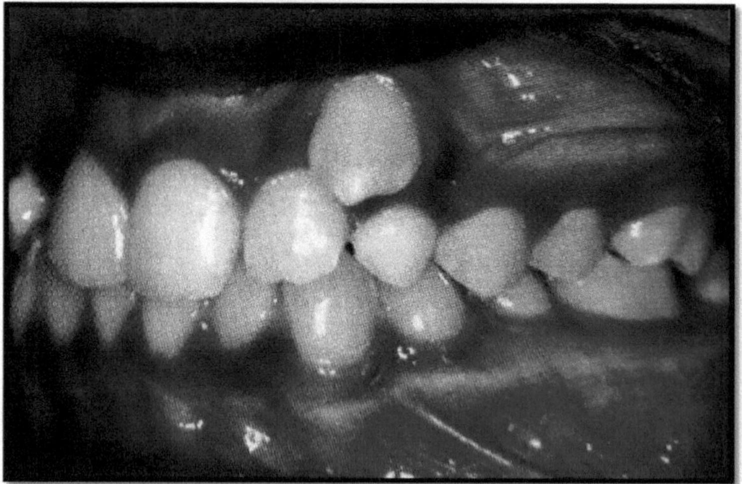

- Déplacement lingual

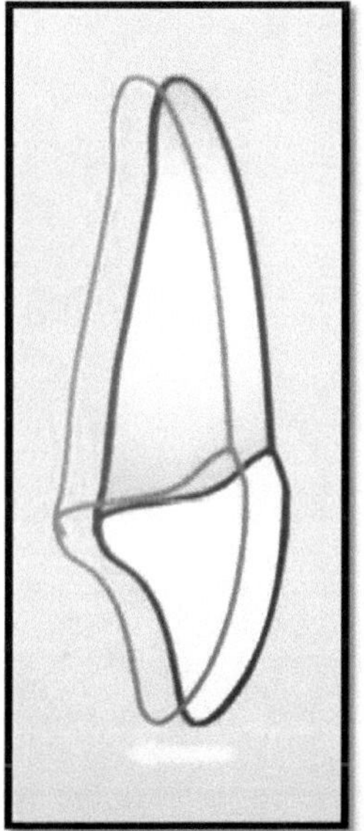

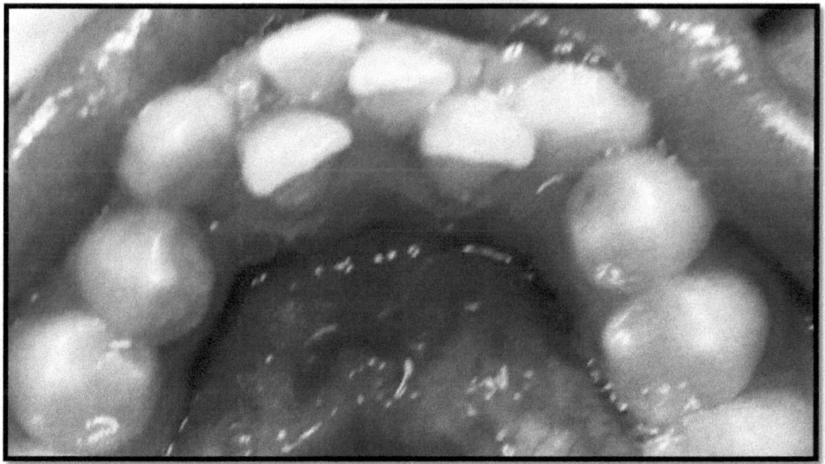

Rotation **X**

- Rotation mésio-linguale ou disto-buccale

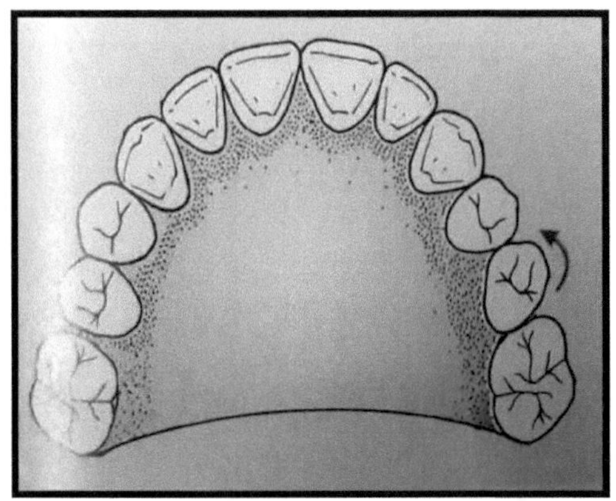

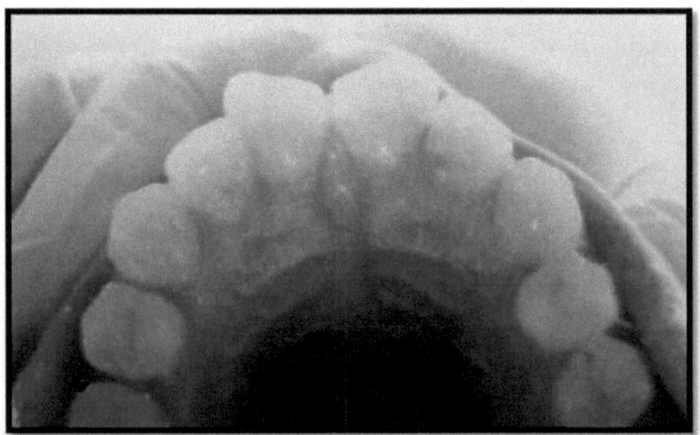

- Rotation mésio-buccale ou disto-linguale

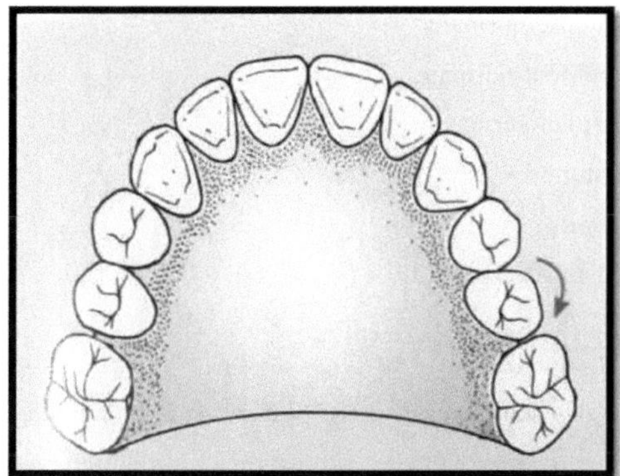

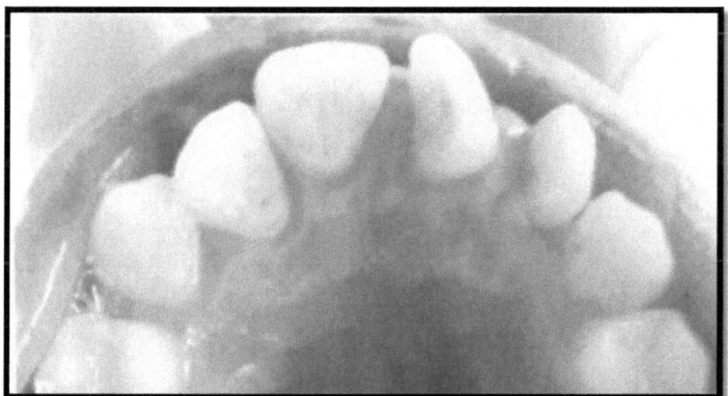

> Transposition

MALOCCLUSION INTER-ARCHES

> Malocclusion dans le plan sagittal

- Malocclusion pré-normale
- Malocclusion post-normale

> Malocclusion dans le plan vertical

- Morsure profonde
- Morsure ouverte

> Malocclusion dans le plan transversal

MALOCCLUSION SQUELETTIQUE

- Malocclusion due à des anomalies du maxillaire ou de la mandibule.
- Les défauts peuvent concerner la taille, la position ou la relation entre les mâchoires.
- Se produit dans l'un ou l'autre des trois plans de l'espace : plan sagittal, vertical et transversal.

Malocclusion squelettique dans le plan sagittal

> Prognathisme

> Rétrognathisme

> Combinaison

Malocclusion squelettique dans le plan transversal

> Morsures croisées

Chapitre 2

LES CLASSIFICATIONS DE LA MALOCCLUSION

1. Classification de l'angle
2. La modification par Dewey de la classification d'Angle
3. Classification de Bennette
4. Classification du squelette
5. Système de classification Ackerman-Profitt
6. Classification des incisives

CLASSIFICATION D'ANGLE - EDWARD ANGLE (1899)

> Basé sur la relation mésio-distale des dents, des arcades dentaires et des mâchoires.

> Première molaire maxillaire : Point anatomique fixe dans la mâchoire - Clé de l'occlusion

Classification de l'angle

> Classe I d'Angle

> Classe II d'Angle

- Angle's Class II Division 1
- Angle's Class II Division 2

> Classe III d'Angle

Pseudo-malocclusion de classe III

La mandibule se déplace vers l'avant dans la fosse glénoïde en raison du contact prématuré des dents lorsque les mâchoires sont rapprochées en occlusion centrée.

Classification d'Angle Subdivision de classe III

Relation molaire de classe III d'un côté et de classe I d'un côté

La modification par Dewey de la classification d'Angle - Dewey (1915)

Modifications de la classe I de l'Angle

> Type 1 : Classe I de l 'Angle avec dents antérieures maxillaires encombrées.

> Type2 :Angle'sClass Iavec des incisives maxillaires en labio-version (proclinées)

> Type3 :ClasseId'Angleavecincisivemaxillaireenversionlinguale(anteriorsincross-bite)

> Type4 : Les molaires et/ou prémolaires sont en version bucco ou linguo ; les incisives et les canines en version

alignement normal (occlusion croisée postérieure)

> Type 5 : Molaires en mésioversion en raison de la perte précoce des dents qui leur sont mésiales (perte précoce des molaires de lait).

Modifications de la classe III de l'Angle

> Type 1 : Les antécédents sont en relation de bord à bord.

> Type 2 : Les incisives mandibulaires sont encombrées et les incisives maxillaires linguales.

> Type 3 : L'arcade maxillaire est sous-développée et présente une occlusion croisée par rapport aux antécédents mandibulaires.

CLASSIFICATION DE BENNETTE

Basé sur l'étiologie

> Classe I : Emplacement anormal d'une ou plusieurs dents dû à des facteurs locaux.

> Classe II : Formation anormale d'une partie ou de la totalité de l'une ou l'autre arcade en raison de défauts de développement de l'os.

> Classe III : relation anormale entre les arcades supérieure et inférieure et/ou entre les arcades et le contour du visage, due à des défauts de développement osseux.

CLASSIFICATION SQUELETTIQUE - SALZMANN (1950)

Basé sur les structures squelettiques

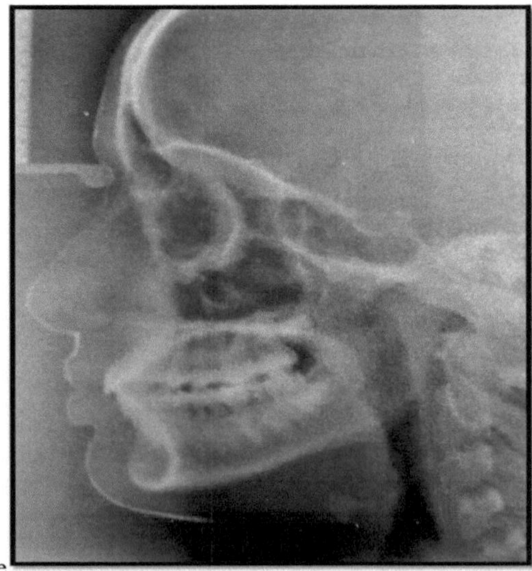

> Classe I du squelette

> Division 1

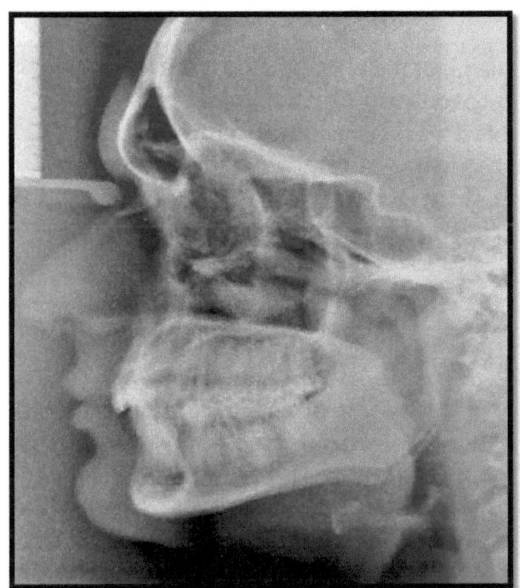

> Division 2

> Division 3

> Division 4

❖ Classe II du squelette

> Skeletal Class II Division 1

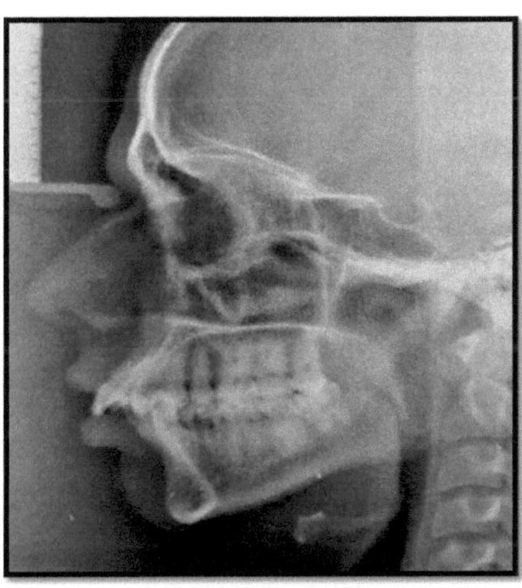

> Skeletal Class II Division 2

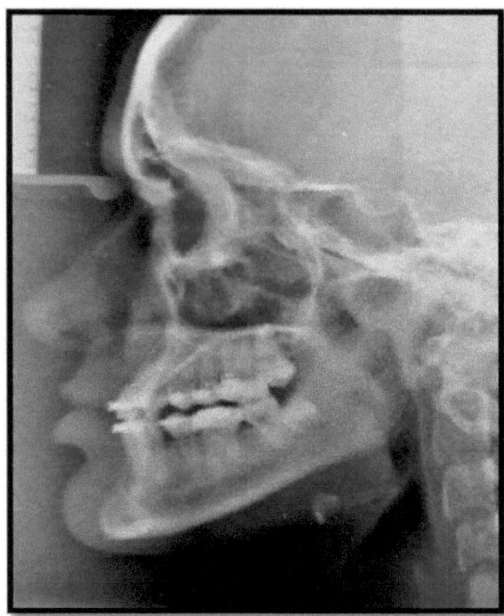

❖ Classe III du squelette

SYSTÈME DE CLASSIFICATION ACKERMAN-PROFITT (1960)

- Les divergences transversales et verticales sont prises en compte.
- Évaluation de l'encombrement et de l'asymétrie des arcades
- Prise en compte de la protrusion des incisives

Des pas :

- Étape 1 (Alignement) : Évaluation de l'alignement et de la symétrie de l'arcade dentaire - idéal/encombré/espacé
- Étape 2 (Profil) : Convexe/Droit/Concave
- Étape 3 (Type) : Évaluation des relations squelettiques et dentaires transversales - Articulé croisé = Unilatéral/Bilatéral
- Étape 4 (Classe) : Classe d'Angle I / Classe II / Classe III
- Étape 5 (profondeur de l'occlusion) : Articulé ouvert antérieur ou postérieur, articulé profond antérieur ou articulé effondré postérieur.

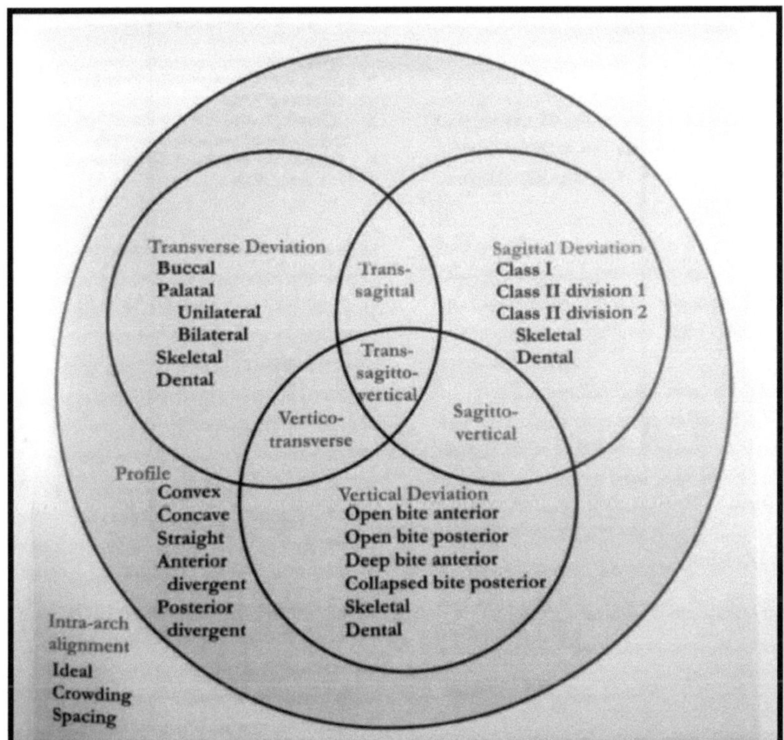

RELATION ENTRE LES INCISIVES

La relation entre les incisives supérieures et inférieures lorsqu'elles sont en contact avec les dents (occlusion centrée).

Le British Standards Institute classe la relation entre les incisives comme suit :

1. Classe I
2. Classe II division I ou division II
3. Classe III

Classe I

Les bords incisifs inférieurs sont en occlusion avec le cingulum des incisives supérieures ou se trouvent immédiatement en dessous de celui-ci.

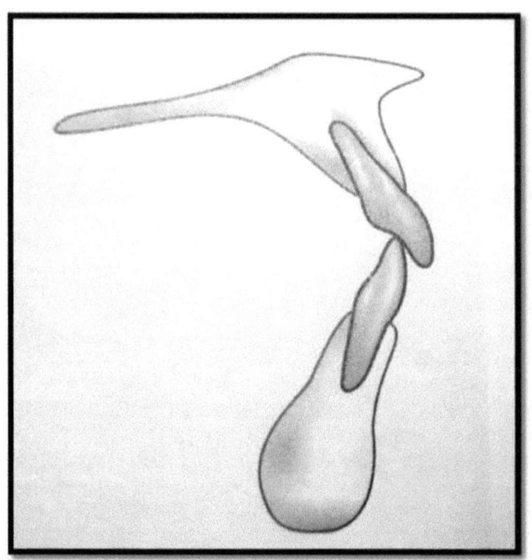

Classe II Division I

Le bord incisif inférieur s'enclenche derrière le cingulum des incisives centrales supérieures et les incisives supérieures sont proclinées.

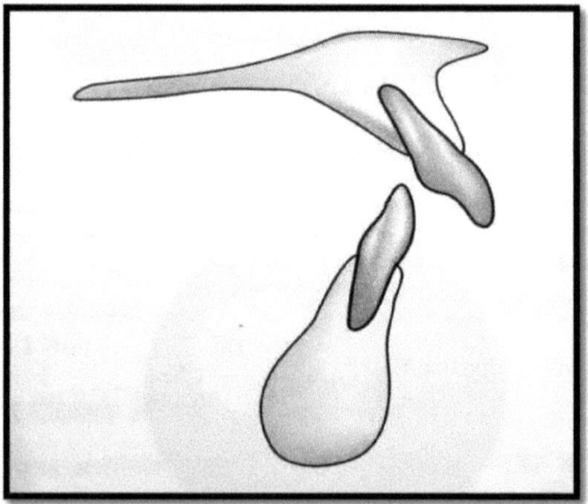

Classe II Division II

Le bord incisif inférieur s'enclenche derrière le cingulum des incisives centrales supérieures, et les incisives supérieures sont rétroclinées (les incisives latérales peuvent être proclinées).

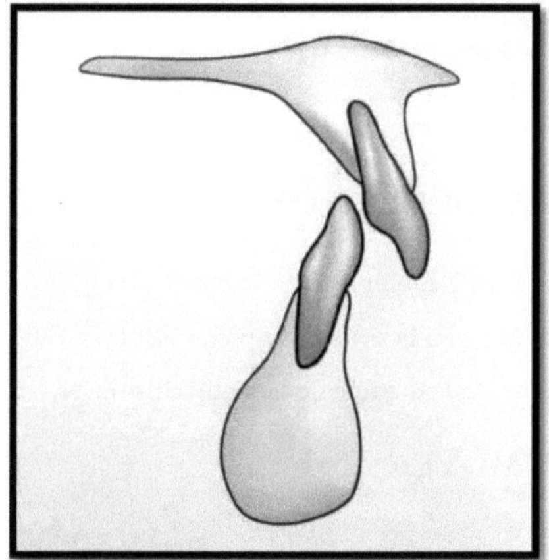

Classe III

Le bord incisif inférieur s'occlut devant le cingulum des incisives supérieures.

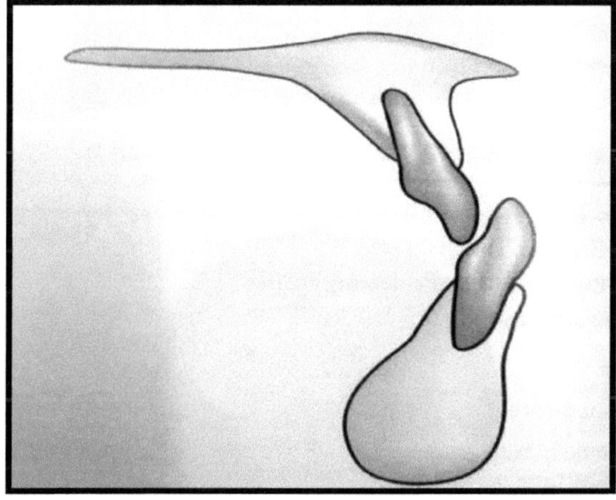

Chapitre 3

ÉTIOLOGIE DE LA MALOCCLUSION

- Classification de Moyer de l'étiologie de la malocclusion
- Classification de l'étiologie de la malocclusion de White et Gardiner
- Classification de Graber de l'étiologie de la malocclusion

CLASSIFICATION DE MOYER

- Héréditaire

> Système neuromusculaire
> Os
> Dents
> Parties molles

- Défauts de développement d'origine inconnue
- Trauma

> Traumatismes prénataux et lésions à la naissance
> Traumatisme postnatal

Agents physiques

> Extraction prématurée de dents primaires
> Nature de l'alimentation

Les habitudes

> Sucer son pouce
> Poussée de la langue
> Mordre les lèvres
> Se ronger les ongles

^ Maladies

> Maladies systémiques
> Maladies endocriniennes
> Maladies du nasopharynx
> Tumeurs

Malnutrition

CLASSIFICATION DE WHITE ET GARDINER

Anomalies de la base dentaire

- Mauvaise relation antéro-postérieure
- Mauvaise relation verticale
- Mauvaise relation latérale
- Disproportion de la taille entre les dents et l'os de base
- Anomalies congénitales

Anomalies pré-éruption

- Anomalies dans la position du germe dentaire
- Dents manquantes
- Les dents surnuméraires et la forme des dents
- Rétention prolongée des dents de lait.
- Grand créneau labial
- Lésions traumatiques

Anomalies post-éruption

- Musculaire
- Force musculaire active
- Position de repos de la musculature
- Les habitudes de succion
- Anomalies dans le trajet de la fermeture
- Perte prématurée des dents de lait
- Extraction de dents permanentes

CLASSIFICATION DE GRABER

Facteurs généraux

- Hérédité
- Congénital
  - Fente labiale et palatine
  - Infirmité motrice cérébrale
  - Syphilis congénitale
- Environnement
  - Prénatal : traumatisme, rubéole, métabolisme maternel.
  - Post-natal : blessure à la naissance, blessure à l'ATM
- Prédisposition au climat métabolique et à la maladie
  - Déséquilibre endocrinien
  - Troubles du métabolisme
  - Maladies infectieuses
- Problèmes diététiques (carence nutritionnelle)

◆ Habitudes de pression anormales et aberrations fonctionnelles

> Sucer le pouce et les doigts

> Poussée de la langue et succion de la langue

> Se ronger les lèvres et les ongles

> Habitudes de déglutition anormales (déglutition incorrecte)

◆ Posture

◆ Traumatismes et accidents

Facteurs locaux

◆ Anomalies de nombre

> Dents surnuméraires

> Dents manquantes

◆ Anomalies de la taille des dents

> Microdontie

> Macrodontia

◆ Anomalies de la forme des dents

> Fusion

> Gemination

> Concrescence

> Dilacération

◆ Fréne labial anormal

◆ Perte prématurée

◆ Rétention prolongée des dents de lait.

◆ Retard dans l'éruption des dents permanentes

◆ Trajet éruptif anormal

◆ Ankylose

◆ Caries dentaires

◆ Restaurations dentaires inadéquates

HEREDITE

◆ Nombre de traits humains sont influencés par les gènes - Lundstrom

◆ Taille des dents

> Microdontie

- Peg Lateral

> Macrodontia

◆ Dimensions de l'arc

> La mâchoire de Habsbourg

- ❖ Encombrement / espacement
- ❖ Anomalies du nombre de dents

> Anodontie

> Oligodontie

- ❖ Tissus mous

> Taille et forme du créneau - Créneau maxillaire

> Ankyloglossie

HABSBURG JAW

- Également appelée lèvre des Habsbourg et lèvre des Autrichiens.
- La mâchoire de Habsbourg est une condition physique connue sous le terme moderne de prognathisme mandibulaire.
- Elle se caractérise par une mâchoire inférieure saillante, souvent accompagnée d'une lèvre inférieure anormalement épaisse et parfois d'une langue anormalement grande.
- On pense que la mâchoire des Habsbourg trouve son origine dans une famille de la royauté polonaise, et la première personne connue pour l'avoir eue est Maximilien Ier, empereur du Saint Empire romain germanique qui a régné de 1486 à 1519. De nombreux portraits de ce monarque présentent une sous-occlusion prononcée.
- La Maison de Habsbourg, qui tire son nom du château de Habsbourg en Suisse, est associée à la mâchoire des Habsbourg parce que beaucoup de ses membres l'avaient.
- Le roi Juan Carlos Ier, actuel dirigeant de l'Espagne, est un lointain descendant de la Maison de Habsbourg, bien qu'il représente la Maison de Bourbon de Philippe V. Il a la mâchoire des Habsbourg, mais seulement légèrement. Il a la mâchoire des Habsbourg, mais seulement légèrement.
- Parmi les autres Habsbourg présentant une déformation prononcée de la mâchoire, citons Charles V, empereur du Saint Empire romain germanique, et Ferdinand Ier, empereur du Saint Empire romain germanique.

CONGENITAL

- ❖ Syphilis congénitale
  1. Les incisives de Hutchinson
  2. Molaires de mûrier
- ❖ Infections maternelles par la rubéole
  1. Hypoplasie dentaire

2. Éruption retardée

◆ Dysostose cranio-cérébrale

1. Retrait du maxillaire
2. Feuilles caduques surannées
3. Présence de surnuméraires
4. Présence de racines courtes et fines

ENVIRONNEMENT

◆ Facteurs prénataux

1. Posture fœtale anormale - Déformations faciales
2. German measles - Clefts

◆ Facteurs post-natals

1. Accouchement au forceps - ankylose de l'ATM, mandibule hypoplasique
2. Infirmité motrice cérébrale - Malocclusion due à un déséquilibre musculaire
3. Attelles de Milwaukee - Utilisées pour le traitement de la scoliose ; la dérive du soutien de la mandibule entraîne un retard de croissance de la mandibule.

CLIMAT MÉTABOLIQUE PRÉDISPOSÉ ET MALADIE

Déséquilibre endocrinien

◆ Hypothyroïdie :

1. Retard marqué dans la formation du bourgeon dentaire
2. Rétention excessive de feuillus
3. Résorption radiculaire anormale

◆ Hyperthyroïdie

1. Éruption prématurée
2. Résorption radiculaire perturbée

◆ Hypoparathyroïdie

1. Morphologie dentaire altérée
2. Dents hypoplastiques

◆ Hyperparathyroïdie

1. Déminéralisation de l'os et perturbation de la structure trabéculaire.
2. Perte de l'os cortical et résorption de l'os alvéolaire - Mobilité de la dent

POSTURE

On a observé que les enfants qui soutiennent leur tête en s'appuyant sur leur main ou qui pendent leur tête de manière à ce que le menton repose sur la poitrine présentent une déficience mandibulaire.

ANOMALIES DANS LE NOMBRE DE DENTS

- Surnuméraire
  - Surnuméraire conique en forme de cheville
  - Surnuméraire en forme de tonneau ou tuberculé
  - Dents supplémentaires
  - Odontomes
- Dents manquantes
  - Hypodontie ou Oligodontie
  - Anodontie

LES PROBLÈMES LIÉS AUX DENTS SURNUMÉRAIRES

1. Échec de l'éruption
2. Déplacement ou rotation des dents permanentes
3. Encombrement
4. Résorption de la racine
5. Formation de kystes - Kyste dentinaire
6. Fermeture incomplète de l'espace pendant un traitement orthodontique

ANOMALIES DE LA TAILLE DES DENTS

1. Microdontie
2. Macrodontia

ANOMALIES DE LA FORME DES DENTS

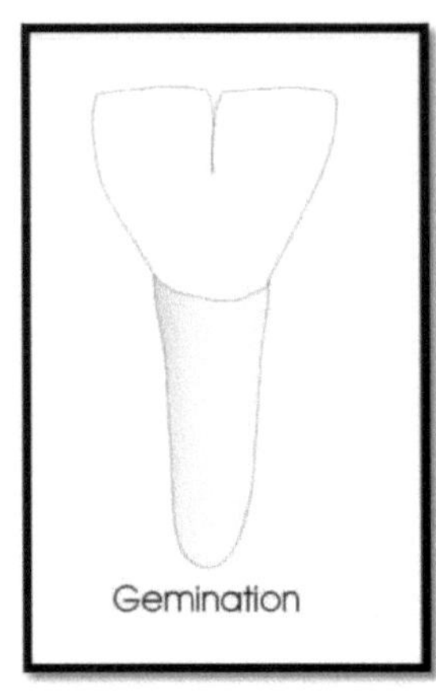

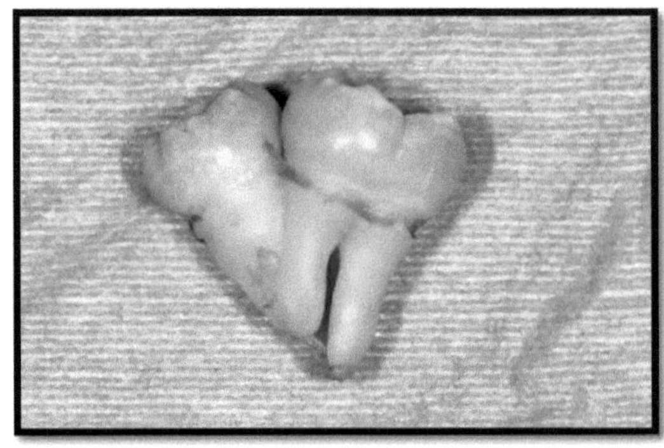

1. Fusion

2. Gemination

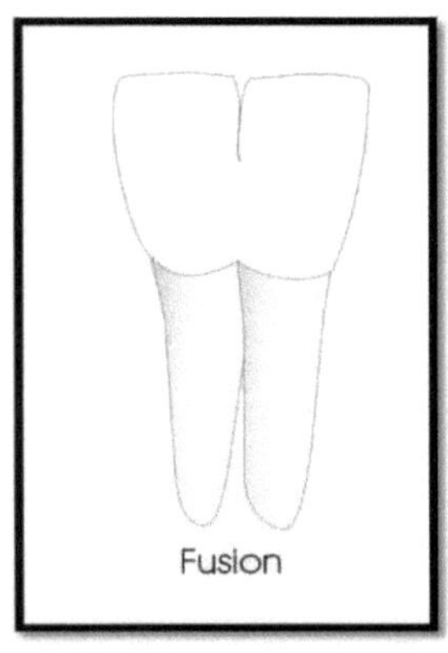

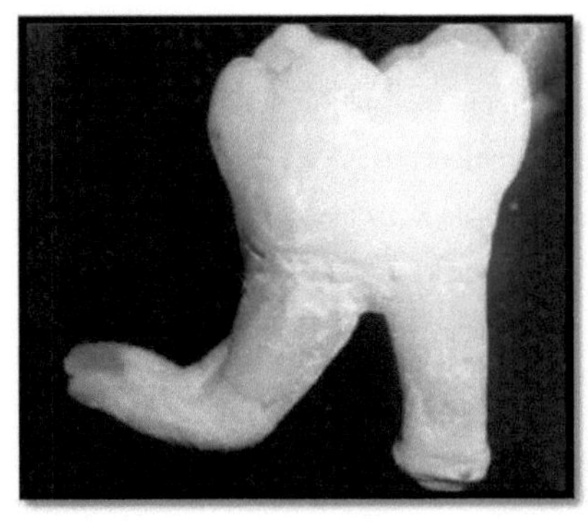

3. Concrescence

4. Dilacération

Chapitre 4

TRIADE ÉPIDÉMIOLOGIQUE

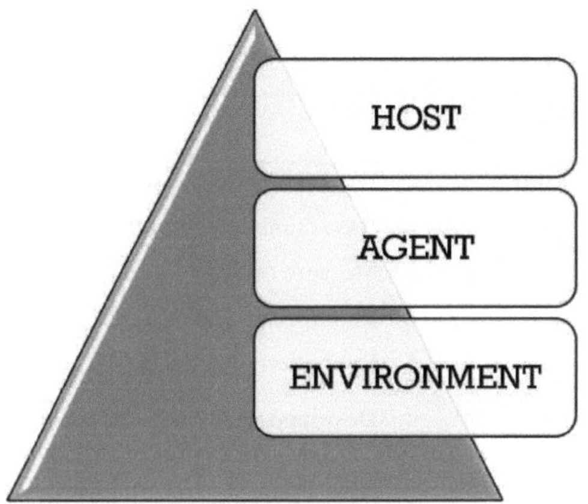

FACTEURS D'ACCUEIL

- Hérédité
- Défauts congénitaux
- Déséquilibre endocrinien
- Habitudes buccales anormales
- Facteurs locaux

HEREDITE

- Le facteur héréditaire est modifié par les facteurs environnementaux, les entités physiques, la pression, les habitudes anormales, les troubles nutritionnels ou les phénomènes idiopathiques.
  - Trait de Habsbourg : Visage, mâchoire, lèvre, nez
- Mâchoire en forme de lanterne ou bouche en forme de porc : Un prognathisme sévère peut entraîner un chevauchement des incisives inférieures sur les incisives supérieures.
- Mâchoire à bascule : Mandibule avec grand angle gonial à courbure douce parmi la population polynésienne d'Hawaï

DÉFAUTS CONGÉNITAUX

Malformations visibles au moment de la naissance

1. Micrognathisme
2. Oligodontie ou hypodontie

3. Anodontie
4. Fente labiale et palatine
5.

DÉSÉQUILIBRE ENDOCRINIEN

MALADIE	FEATURES
Hypopituitarisme (Nanisme)	1. Diminution des mesures linéaires du visage 2. Base crânienne diminuée 3. Morsure ouverte 4. Retard dans l'éruption des dents 5. Formation incomplète des racines
Hyperpituitarisme (gigantisme)	1. Développement accéléré, notamment de la mandibule 2. Accélération du développement et de l'éruption des dents 3. Langue élargie 4. Hypercementose
Hypothyroïdie (crétinisme chez l'enfant et myxœdème chez l'adulte)	1. Retard de croissance 2. Diminution de la croissance verticale du visage 3. Base crânienne diminuée 4. Articulation ouverte antérieure 5. Éruption retardée
Hyperthyroïdie	1. Accélération de la croissance du squelette 2. Éruption irrégulière des dents 3. Prognathisme 4. Morsure ouverte
Hypoparathyroïdie	1. Éruption retardée 2. Exfoliation précoce 3. Défauts de l'émail
Hyperparathyroïdie	1. Mobilité de la dent 2. Déminéralisation

HABITUDES

1. Sucer son pouce
2. Poussée de la langue

3. Respiration buccale
4. Mordre les lèvres
5. Se ronger les ongles

FACTEURS LOCAUX

1. Anomalies des dents
2. Fréne labial anormal
3. Perte prématurée
4. Rétention prolongée
5. Retard dans l'éruption des dents permanentes
6. Trajet éruptif anormal
7. Ankylose
8. Caries
9. Maladie parodontale

FACTEURS LIÉS À L'AGENT

1. Régime alimentaire (facteurs nutritionnels)
2. Trauma
3. Posture
4. Agents infectieux
5. Tératogènes

LE RÉGIME ALIMENTAIRE (FACTEURS NUTRITIONNELS)

DÉSÉQUILIBRE NUTRITIONNEL	**CARACTÉRISTIQUE CLINIQUE**
Hypervitaminose A	1. Fente labiale et palatine
Carence en vitamine A	1. Éruption retardée 2. La calcification de la dent est affectée
Déficit en riboflavine (B12)	1. Fente labiale et palatine
Carence en vitamine C	1. Desserrement des dents 2. Atrophie des odontoblastes

Carence en vitamine D	1. Perturbation de la calcification des dents 2. Défauts de l'émail 3. Retardement de l'éruption 4. Perte précoce des dents de lait 5. Arche palatine étroite

TRAUMA

- Les enfants sont très exposés aux blessures de la région dento-faciale au cours des premières années de leur vie, lorsqu'ils rampent, marchent ou jouent.
- Les blessures inaperçues entraînent des dents non vitales qui ne se résorbent pas et conduisent à la déviation des dents permanentes en éruption vers des positions anormales.

POSTURE

- Les enfants qui soutiennent leur tête en posant le menton sur leur main et ceux qui pendent la tête de façon à ce que le menton repose sur la poitrine présentent une déficience mandibulaire.

AGENTS INFECTIEUX

MALADIE	CARACTÉRISTIQUES CLINIQUES
Syphilis congénitale	1. Incisives latérales en forme de cheville 2. Molaires de mûrier 3. Hypoplasie de l'émail 4. Éruption retardée 5. Maxillaire sous-développé 6. Arcade maxillaire étroite
Tuberculose	1. Éruption retardée
Oreillons	1. Hypoplasie dentaire 2. Éruption retardée
Rubéole	1. Éruption retardée 2. Hypoplasie dentaire 3. Fente labiale et palatine

TERATOGÈNES

TERATOGÈNES	EFFET
Aspirine	Fente labiale et palatine
Fumée de cigarette (hypoxie)	
Valium	
Alcool éthylique	Décalage central du milieu du visage
Rayonnement X	Microcéphalie
Cytomégalovirus	Microcéphalie, hydrocéphalie
Thalidomide	Microsmie hémifaciale

ENVIRONNEMENT

- Facteurs prénataux
    1. Posture fœtale anormale - Déformations faciales
    2. German measles - Clefts
- Facteurs post-natals
    1. Accouchement au forceps - ankylose de l'ATM, mandibule hypoplasique
    2. Infirmité motrice cérébrale - Malocclusion due à un déséquilibre musculaire

3. Attelles de Milwaukee - Utilisées pour le traitement de la scoliose ; la dérive du soutien de la mandibule entraîne un retard de croissance de la mandibule.

LES SÉQUELLES DE LA MALOCCLUSION

1. Mauvaise apparence du visage
2. Risque de caries
3. Prédisposition aux maladies parodontales
4. Troubles psychologiques
5. Risque de traumatisme
6. Anomalies de la fonction
7. Problèmes d'articulation temporomandibulaire
8. Troubles de la parole
9. Usure anormale de la surface des dents entraînant une sensibilité.
10. Amincissement de l'os et déchaussement des gencives associés aux racines des dents encombrées et saillantes.
11. Lésion des tissus mous

ÉPIDÉMIOLOGIE DE LA MALOCCLUSION

La malocclusion et la déformation dento-faciale sont des conditions qui constituent un danger pour le maintien de la santé bucco-dentaire et une interférence avec le bien-être de la personne en affectant négativement l'esthétique dento-faciale, la fonction mandibulaire ou la parole.

- Il est extrêmement difficile de mesurer la malocclusion en tant que problème de santé publique, car la plupart des traitements orthodontiques sont entrepris pour des raisons esthétiques.
- Il est difficile d'évaluer dans quelle mesure les malpositions dentaires ou les anomalies dento-faciales constituent un risque psychologique.

Conditions requises pour un indice orthodontique idéal - Jamison HD et McMillan RS

1. Simple, fiable et reproductible

2. Elles sont objectives par nature et fournissent des données quantitatives qui peuvent être analysées par des méthodes statistiques.
3. Doit être conçu pour différencier les malocclusions handicapantes et non handicapantes.
4. Utilisable sur les patients ou sur les modèles d'étude
5. Doit mesurer le degré de handicap
6. Peut être réalisé rapidement par les examinateurs, même sans formation particulière en matière de diagnostic clinique.
7. Devrait se prêter à une modification pour la collecte de données épidémiologiques - Concernant la malocclusion autre que la prévalence, l'incidence, la sévérité, par exemple la fréquence de la mauvaise position des dents individuelles.

INDICES POUR ÉVALUER LA MALOCCLUSION

- Indices épidémiologiques
  - Enregistrement épidémiologique de la malocclusion - Bjork, Krebs et Solow
  - Méthode IED
- Indices de besoin de traitement (priorité de traitement)
  - Index HLD de Draker
  - Index des priorités de traitement de Grainger
  - L'évaluation de la malocclusion handicapante de Salzman
- Indices de résultats du traitement
  - Index de l'été
  - Index PAR
- Indice de complexité du traitement
  - Index de la complexité, des résultats et des besoins (ICON)

INDICE DE POSITION DES DENTS - MASSLER ET FRANKEL

Classification descriptive des malpositions :

- Déplacement buccal (labial) ou lingual
- Déplacement mésial ou distal
- Tourné
- Infracluses ou supracluses

Codes	
BR	Labial displacement and rotated
B	Labial displacement
M	Mesial displacement
LR	Lingual displacement and rotated
LMR	Lingual and mesial displacement, rotated
X	Lost by extraction
DR	Distal displacement and rotated
D	Distal displacement
S	Supra-erupted
I	Infra-erupted

Conditions Observed	HLD Score
1. Cleft palate	score 15
2. Severe traumatic deviations	score 15
3. Overjet in mm	
4. Overbite in mm	
5. Mandibular protrusion in mm	x 5
6. Open bite in mm	x 4
7. Ectopic eruption, anteriors only each tooth	x 3
8. Anterior crowding	
Maxilla	
Mandible	
Total	

INDICE DE DÉVIATION LABIO-LINGUALE HANDICAPANTE (HLD)

- Draker HL (1960)
- Mesure le degré de handicap causé par les différentes composantes de la malocclusion.
- Point de coupure original = 13
- Versions
  1. Version du Maryland : Indice HLD (Md) - Point de coupure = 15
  2. Washington HLD : Cut-off = 30

3. Indice HLD de Californie : Indice HLD (CalMod) - Point de coupure = 26

Les conditions 1 à 6 sont les conditions de qualification et, si elles sont réunies, il n'est pas nécessaire de procéder à d'autres notations.

Sinon, la somme des autres conditions (7 - 14) doit être égale ou supérieure à 26 pour être considérée comme une malocclusion handicapante.

HLD (CalMod) INDEX

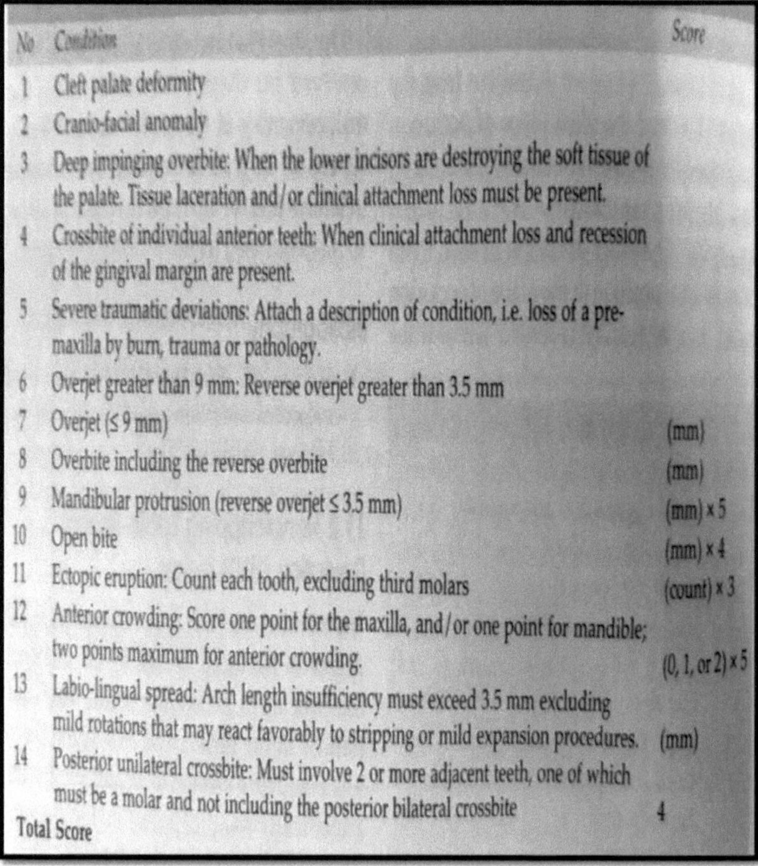

No	Condition	Score
1	Cleft palate deformity	
2	Cranio-facial anomaly	
3	Deep impinging overbite: When the lower incisors are destroying the soft tissue of the palate. Tissue laceration and/or clinical attachment loss must be present.	
4	Crossbite of individual anterior teeth: When clinical attachment loss and recession of the gingival margin are present.	
5	Severe traumatic deviations: Attach a description of condition, i.e. loss of a pre-maxilla by burn, trauma or pathology.	
6	Overjet greater than 9 mm: Reverse overjet greater than 3.5 mm	
7	Overjet (≤ 9 mm)	(mm)
8	Overbite including the reverse overbite	(mm)
9	Mandibular protrusion (reverse overjet ≤ 3.5 mm)	(mm) × 5
10	Open bite	(mm) × 4
11	Ectopic eruption: Count each tooth, excluding third molars	(count) × 3
12	Anterior crowding: Score one point for the maxilla, and/or one point for mandible; two points maximum for anterior crowding.	(0, 1, or 2) × 5
13	Labio-lingual spread: Arch length insufficiency must exceed 3.5 mm excluding mild rotations that may react favorably to stripping or mild expansion procedures.	(mm)
14	Posterior unilateral crossbite: Must involve 2 or more adjacent teeth, one of which must be a molar and not including the posterior bilateral crossbite	4
Total Score		

SYSTÈME D'IDE

- Une méthode pour mesurer les traits occlusaux
- Développé par la Commission de la FDI sur la classification et les statistiques des affections

bucco-dentaires (COCSTOC).

1. Mesures dentaires
2. Mesures intra-arche
3. Mesures inter-arches

- Mesures dentaires
    - Anomalies de développement
        - o Absence congénitale de dents
        - o Dents surnuméraires
        - o Dents malformées
        - o Dents incluses
    - Dents manquantes en raison d'une extraction ou d'un traumatisme
    - Dents primaires retenues

> Mesures intra-arche

- Encombrement
- Espacement
- Irrégularités antérieures
- Diastème de la ligne médiane supérieure

> Mesures inter-arches

- Segments latéraux
    - o Antéro-postérieur - relation molaire
    - o Verticale - occlusion postérieure ouverte
    - o Articulation croisée transversale - postérieure
- Segments incisifs
    - o Antéropostérieur - surjet
    - o Verticale - supraclusion, articulé antérieur ouvert
    - o Diastème transversal - ligne médiane
    - o Tissus mous

INDICE D'ESTHÉTIQUE DENTAIRE (DAI)

> Basé sur des normes esthétiques socialement définies

> Limitation

1. Absence d'évaluation des anomalies occlusales, telles que le croisement buccal, les dents incluses et la supraclusion profonde.
2. Ne tient pas compte des molaires manquantes
3. Pas de distinction entre les différents degrés de divergence de l'arcade.

Coefficient de DAI

Component	Weight
Constant	13
Missing incisor, canine and premolar teeth — number	6
Crowding in incisal, segments — number segments crowded	1
Spacing in incisal segments — number segments spaced	1
Diastema — in mm	3
Largest anterior irregularity, maxilla — in mm	1
Largest anterior irregularity, mandible — in mm	1
Anterior maxillary overjet — in mm	2
Anterior mandibular overjet — in mm	4
Vertical anterior openbite —in mm	4
Anteroposterior molar relation — Largest deviation from normal (½ cusp = 1, full cusp or more = 2)	3
Total score	

Niveaux de seuil pour la sévérité de la malocclusion en utilisant le DAI

DAI score	Malocclusion severity	Treatment need category
≤25	Normal/minor	No treatment need/slight need
26-30	Definite	Treatment elective
31-35	Severe	Treatment highly desirable
≥36	Very severe/handicapping	Treatment mandatory

INDICE DE GRAVITÉ DE LA MALOCCLUSION (ISM)

Évalue :

> Détails des soins orthodontiques précédents

- Extractions orthodontiques
- Historique de l'usure des appareils

> Anomalies occlusales

Parameter	*Criteria*	*Weight*
Anterior openbite	> 3 mm is scored	10
Traumatic overbite	Tissue impingement or stripping involving palatal or labial mucosa	18
Anterior crossbite	1 tooth	14
	2 teeth	16
	3 teeth	18
	4 teeth	20
Posterior crossbite	One or more maxillary posterior teeth occlude lingually to the mandibular arch and there is an associated displacement of the mandible on closure into centric occlusion.	16
Upper anterior spacing	3 mm or more of spacing between the mesial aspect of the canine tooth on one side of the arch to that on the opposing side of the arch.	14
Incisal overjet spacing	1 mm or less	0
	2-5 mm	0
	6-9 mm	8
	10 mm	24
Upper incisor rotations	rotation of an upper incisor through 30° or more, about its long axis. A tooth scored as rotated was not also scored as being crowded.	
	1 tooth	10
	2 teeth	14
	3 teeth	16
	4 teeth	18
Upper and lower posterior crowding	Unilateral	8
	Bilateral	10
Upper and lower anterior crowding	Number of lower anterior	4
	Number of upper anterior	4

Niveaux de coupure :

- 0 - 7 : Occlusion idéale ou Malocclusion minimale - Aucun traitement nécessaire
- 8 -17 : Malocclusion modérée-Traitement sélectif
- 18 - 32: Malocclusion sévère-Traitement souhaitable
- 33 ou plus : Malocclusion très sévère-Traitement indispensable

Méthode de l'OMS pour l'évaluation épidémiologique de la malocclusion

> La sonde CPI est utilisée

> Les caractéristiques suivantes sont mesurées

1. Dents incisives, canines et prémolaires manquantes - Nombre
2. Encombrement des segments incisifs - Nombre
3. Espacement des segments incisifs - Nombre
4. Diastème - en millimètres
5. Plus grande irrégularité antérieure, maxillaire - en millimètres
6. Plus grande irrégularité antérieure, mandibule - en millimètres
7. Surjet maxillaire antérieur - en millimètres
8. Surjet mandibulaire antérieur - en millimètres
9. Obstacle vertical antérieur ouvert - en millimètres

10. Relation antéro-postérieure des molaires
11. Nécessité d'une prise en charge et d'un aiguillage immédiats

INDICE D'ÉVALUATION PAR LES PAIRS (PAR)

> Indice des résultats des traitements orthodontiques

> Groupe de travail sur les normes orthodontiques britanniques

> Indice occlusal qualitatif mesurant le degré de déviation d'un patient par rapport à un alignement et une occlusion normaux.

> Mesuré à partir du moulage avant et après traitement

Components of the PAR Index.
Upper right segment
Upper anterior segment
Upper left segment
Lower right segment
Lower anterior segment
Lower left segment
Right buccal occlusion
Overjet
Overbite
Centreline
Left buccal occlusion

Score de déplacement :

Score	Discrepancy
Overjet	
0	0–3 mm
1	3.1–5 mm
2	5.1–7 mm
3	7.1–9 mm
4	greater than 9 mm
Anterior cross-bites	
0	No discrepancy
1	One or more teeth edge to edge
2	One single tooth in cross-bite
3	Two teeth in cross-bite
4	More than two teeth in cross-bite

Évaluation de l'occlusion buccale :

Score	Discrepancy
0	0 mm to 1 mm
1	1.1 mm to 2 mm
2	2.1 mm to 4 mm
3	4.1 mm to 8 mm
4	greater than 8 mm
5	impacted teeth

Mesures du surjet :

Score	Discrepancy
Antero-posterior	
0	Good interdigitation Class I, II and III
1	Less than half unit discrepancy
2	Half a unit discrepancy (cusp to cusp)
Vertical	
0	No discrepancy in intercuspation
1	Lateral open bite on at least two teeth greater than 2 mm
Transverse	
0	No cross-bite
1	Cross-bite tendency
2	Single tooth in cross-bite
3	More than one tooth in cross-bite
4	More than one tooth in scissor bite

Mesures de la supraclusion :

Score	Discrepancy
0	Coincident and up to one-quarter lower incisor width
1	One-quarter to one-half lower incisor width
2	Greater than one-half lower incisor width

Évaluations de la ligne médiane :

Score	Discrepancy
Open bite	
0	No open bite
1	Open bite less than and equal to 1 mm
2	Open bite 1.1–2 mm
3	Open bite 2.1–3 mm
4	Open bite greater than or equal to 4 mm
Overbite	
0	Less than or equal to one third coverage of the lower incisor
1	Greater than one-third, but less than two-thirds coverage of the lower incisor
2	Greater than two-thirds coverage of the lower incisor
3	Greater than or equal to full tooth coverage

Des poids :

1. Segments antérieurs supérieur et inférieur	*	1
2. Occlusions buccales gauche et droite	*	1
3. Overjet	*	6
4. Sur-occlusion	*	2
5. Ligne centrale	*	4

INDICE DU CONSEIL MÉDICAL SUÉDOIS (SMBI)

> demande que les opinions subjectives et les souhaits du patient soient pris en compte lors de la décision sur la nécessité du traitement

- A l'origine, 4 catégories
- Modifié à 5 catégories par Linder-Aronson et al., 1976

Grade		
4	Besoin très urgent	Anomalies handicapantes sur le plan esthétique et/ou fonctionnel, telles que lèvre et palais déformés, occlusion post-normale ou pré-normale extrême, incisives supérieures retenues, aplasie étendue.
3	Besoin urgent	Articulé forcé pré-normal, articulé profond avec irritation gingivale non seulement sur la papille incisive, grand surjet avec lèvre inférieure derrière les centrales supérieures, articulé extrêmement ouvert, articulé croisé entraînant un articulé forcé transversal, articulé en ciseaux interférant avec l'articulation, encombrement ou espacement frontal sévère, canines retenues, rotations gênantes sur le plan esthétique et/ou fonctionnel.
2	Besoin modéré	Incisives proclinées ou rétroclinées gênantes sur le plan esthétique et/ou fonctionnel, occlusion profonde avec contact gingival mais sans irritation gingivale, encombrement ou espacement sévère, infraocclusion des molaires de lait et des dents permanentes, rotations frontales modérées.
1	Peu de besoins	Déviations légères de l'occlusion normale (idéale), telles que l'occlusion prénormale avec un léger surplomb négatif, l'occlusion post-normale sans autres anomalies, l'occlusion profonde sans contact gingival, l'occlusion ouverte avec une faible ouverture frontale, l'occlusion croisée sans occlusion forcée, le léger encombrement ou l'espacement, les légères rotations n'ayant qu'une faible signification esthétique et/ou fonctionnelle.
0	Pas besoin	Occlusion normale (idéale) sans déviations.

INDICE DE BESOIN DE TRAITEMENT ORTHODONTIQUE (IOTN)

> Brook P et Shaw W - Initialement nommé Index of Orthodontic Treatment Priority (indice de priorité des traitements orthodontiques)

> Indice couramment utilisé - Enfants et adultes

> Deux composantes indépendantes

1. Composante de la santé dentaire
2. Composante esthétique

> Lorsqu'il est évalué sur l'échelle IOTN, un patient reçoit d'abord une note de 1, 2, 3, 4 ou 5 pour la composante "santé dentaire".

> Le grade 1 ne nécessite pas de traitement, tandis que le grade 5 nécessite un traitement important.

Composante dentaire de l'indice de besoin de traitement orthodontique (IOTN)

Grade 1—No treatment required	
1.	Extremely minor malocclusions, including displacements less than 1 mm
Grade 2—Little need for treatment	
2.a	Increased overjet > 3.5 mm but " 6 mm (with competent lips)
2.b	Reverse overjet greater than 0 mm but " 1 mm
2.c	Anterior or posterior crossbite with " 1 mm discrepancy between RCP and ICP
2.d	Displacement of teeth > 1 mm but " 2 mm
2.e	Anterior or posterior open bite > 1 mm but " 2 mm
2.f	Increased overbite ≥ 3.5 mm (without gingival contact)
2.g	Prenormal or postnormal occlusions with no other anomalies (up to ½ a unit of discrepancy)
Grade 3—Borderline need for treatment	
3.a	Increased overjet > 3.5 mm but " 6 mm (incompetent lips)
3.b	Reverse overjet greater than 1 mm but " 3.5 mm
3.c	Anterior or posterior crossbites with > 1 mm but " 2 mm discrepancy between RCP and ICP
3.d	Displacement of teeth > 2 mm but " 4 mm
3.e	Lateral or anterior open bite > 2 mm but " 4 mm
3.f	Increased and incomplete overbite without gingival or palatal trauma
Grade 4—Treatment required	
4.a	Increased overjet > 6 mm but " 9 mm
4.b	Reverse overjet > 3.5 mm with no masticatory or speech difficulties
4.c	Anterior or posterior crossbites with > 2 mm discrepancy between RCP and ICP
4.d	Severe displacements of teeth > 4 mm
4.e	Extreme lateral or anterior open bites > 4 mm
4.f	Increased and complete overbite with gingival or palatal trauma
4.h	Less extensive hypodontia requiring pre-restorative orthodontics or orthodontic space closure to obviate the need for a prosthesis
4.l	Posterior lingual crossbite with no functional occlusal contact in one or more buccal segments
4.m	Reverse overjet > 1 mm but < 3.5 mm with recorded masticatory and speech difficulties
4.t	Partially erupted teeth, tipped and impacted against adjacent teeth
4.x	Existing supernumerary teeth
Grade 5—Treatment required	
5.a	Increased overjet > 9 mm
5.h	Extensive hypodontia with restorative implications (more than one tooth missing in any quadrant requiring pre-restorative orthodontics)

La composante esthétique de l'IOTN consiste en une échelle de dix points illustrée par une série de photographies dont l'attrait a été évalué par un panel de profanes et qui ont été sélectionnées comme étant équidistantes dans l'échelle des notes.

- Une note est attribuée pour l'attractivité dentaire globale plutôt que pour les similitudes spécifiques aux photographies.

- La valeur finale reflète le besoin de traitement pour des raisons esthétiques et, par conséquent, le besoin socio-psychologique de traitement orthodontique.
- Les parents et les patients le trouvent facile à appliquer et il y a un haut niveau de concordance entre les scores obtenus par les dentistes, les parents et les enfants.

INDICE DE COMPLEXITÉ, DE RÉSULTAT ET DE BESOIN (ICÔNE)

  - Daniel C et Ricmond S (2000)
- Évaluer le besoin de traitement, la complexité, le résultat du traitement en fonction de l'opinion professionnelle internationale.
  - Destiné à être utilisé dans le cadre d'une pratique spécialisée.

A. Icon Scoring Method

Component	Score 0	1	2	3	4	5	Weight
1 Aesthetic assessment	Score 1 to 10						7
2 Upper arch crowding	<2 mm	2.1 to 5 mm	5.1 to 9 mm	9.1 to 13 mm	13.1 to 17 mm	> 17 mm	5
Upper spacing	<2 mm	2.1 to 5 mm	5.1 to 9 mm	>9 mm		Impacted teeth	5
3 Crossbite	No crossbite	crossbite present					5
4 Incisor open bite	Edge to edge	<1 mm	1.1 to 2 mm	2.1 to 4 mm	>4 mm		4
Incisor overbite	<1/3 lower incisor coverage	1/3 to 2/3 coverage	2/3 up to fully covered	Fully covered			4
5 Buccal segment antero-posterior	Cusp to embrasure only Class I, II or III	Any cusp relation up to but not including cusp to cusp	Cusp to cusp				3

INDICES POUR ÉVALUER LA MALOCCLUSION

INDEX	AUTHOR	YEAR	METHOD
Handicapping Labiolingual Deviation Index (HLDI)	Draker HL	1960	quantitative
Grade Index Scale For Assessment of Treatment Need (GISATN)	Salonen L, Mohlin B, Gotzlinger B	1966	qualitative
Dental Aestetic Index (DAI)	Cons NC, Jenny J	1966	quantitative
Treatment Priority Index (TPI)	Grainger RM	1967	quantitative
Handicapping Malocclusion Assessment Record (HMAR)	Salzmann JA	1968	quantitative
Occlusal index (OI)	Summers CJ	1971	quantitative
Eismann index	Eismann D.	1974	quantitative
Index of Orthodontic Treatment Need (IOTN)	Brook PH, Shaw WC	1989	quantitative
Risk of Malocclusion Assessment Index (ROMA index)	Grippaudo C, Russo E, Marchionni P, Deli R,	1998	quantitative
Memorandum of Orthodontic Screening and Indications for Orthodontic Treatment	Danish National Board of Health	1990	qualitative
Need for Orthodontic Treatment Index (NOTI)	Espeland LV, Ivarson K, Stenvik	1992	quantitative

APPLICATIONS DES INDICES DE BESOIN DE TRAITEMENT ORTHODONTIQUE

1. Allocation des ressources et planification de la main-d'œuvre
2. Évaluer la relation entre la malocclusion et d'autres problèmes médicaux ou dentaires.
3. Évaluation du résultat du traitement orthodontique et des performances cliniques
4. Évaluation de la complexité de la malocclusion
5. Évaluation du rapport coût-efficacité des traitements orthodontiques

ÉPIDÉMIOLOGIE DE LA MALOCCLUSION

PRÉVALENCE - MONDE

AUTHORS	ANNÉE	PLACE	AGE GROUPE	MALOCCLUSION
Giuseppina Lagana Caterina Masucci Francesco Fabi Patrizio Bollero Paola Cozza	2013	Tirana (Albanie)	7 - 15	• Classe I = 40,4 %. • Classe II = 29,2%. • Classe III = 3,2%. • Hommes = 78,9%. • Femmes = 82,1
Marcos Alan Vieira Bittencourt André Wilson Machado	2010	Brésil	6 - 10	• Classe I = 57,24 %. • Classe II = 21,73 %. • Classe III = 6,2 %. • Obstacle croisé = 19,58 %. • Prognathisme profond = 18,09 %. • Morsure ouverte = 15,85%.
Ali Borzabadi- Farahani Anahid Borzabadi- Farahani Faezeh Eslamipour	2009	Iran	11 - 14	• Classe I = 41,8%. • Classe II Division 1 = 24,1%. • Classe II Division 2 = 3,4%. • Classe III = 7,8%. • OpenBite = 1,6 %. • CrossBite = 12,4 %.
Goyal Sandeep Goyal Sonia	2012	Rwanda (Afrique)	10 - 30	• Classe I = 60,9 %. • Classe II = 28,8%. • Classe III = 10,3%. • Affluence = 71,2%.

PRÉVALENCE - MONDE

AUTHORS	ANNÉE	PLACE	AGE GROUPE	MALOCCLUSION
Mazen Almasri	2014	Saoudien Arabie	14 - 36	• Malocclusion dentaire = 58 %. • Malocclusion squelettique = 42 %.
Ayhab B Alatrach Fayez K Saleh Esam Osman	2014	Syrie	8 - 13	• Classe I = 30 %. • Classe II Division 1 = 16,0 %. • Classe II Division 2 = 3,5 • Classe III = 12,0 %.
Burcu Nur Duygu Ilhan Erdogan F I Oktay T Arun	2013	Turquie	13.10 ± 3.11	• Classe I = 39,4 %. • Classe II = 48,4 %. • Classe III = 11,4%. • Articulation croisée = 3,6 %. • Diastème de la ligne médiane = 6,5 %. • Openbite = 1,3 %.

PRÉVALENCE -INDE

AUTHORS	ANNÉE	PLACE	AGE GROUPE	MALOCCLUSION
Col Prasanna Kumar Brig SM.Londhe Col Atul Kotwal Col Rajat Mitra	2013	Pune	10 - 15	• Classe I = 75,2%. • Classe II = 23,0 %. • Classe III = 1,8%.
Usha Mohan Das Venkatsubramanian Divya Reddy	2008	Bangalore	8 - 12	• Classe I = 61,6 %. • Classe II Division 1 = 6,8%. • Classe II Division 2 = 1,6 • Classe III = 0,6 %.
Mridula Trehan Vinay K Chugh Sunil Sharma	2009	Jaipur	16 - 26	• Classe I = 57,9 • Classe II Division 1 = 5,5 %. • Classe II Division 2 = 1,9 • Classe III = 1,4 %.
E Rajendra Reddy M Manjula N Sreelakshmi S Thabitha Rani Rajesh Aduri B Dharamraj Patil	2013	Nalgonda	6 - 10	• Classe I = 78,6 %. • Classe II = 13,9 %. • Classe III = 7,8%. • Morsure en croix = 4,5 %. • Affluence = 11,8%.
Roopa Siddegowda Rani M Satish	2014	30 districts, Karnataka	10 - 16	• Classe I = 79,2%. • Classe II Division 1 = 13,3 • Classe II Division 2 = 3,9 • Classe III = 3,5 %.

Hardy DK, Cubas YP, Orellana MF. Prévalence de la malocclusion de classe III : Une revue systématique et une méta-analyse. Open J Epidemiol 2012 ; 2 : 75-82.

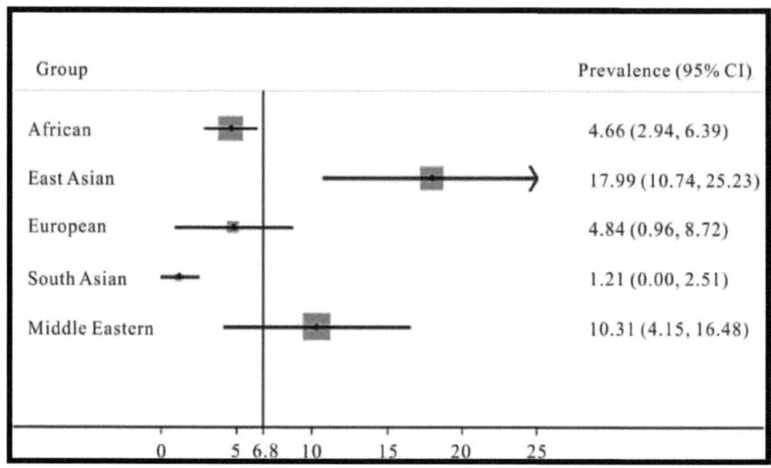

- La prévalence de la malocclusion de classe III d'Angle varie de 0 à 26,7 % dans différentes populations.
- La prévalence de la malocclusion de classe III d'Angle varie considérablement selon les races et les régions géographiques.
- Les populations chinoise et malaise ont une prévalence plus élevée de malocclusion de classe III d'Angle par rapport aux autres groupes raciaux
- Les populations indiennes présentent une prévalence inférieure à celle de tous les autres groupes raciaux examinés.

DIAGNOSTIC DES HABITUDES

- Histoire
  - Fréquence
  - Durée
- Évaluation de l'état émotionnel de l'enfant
- État de l'alimentation
- Soins parentéraux
- Examen intra-buccal
- Examen des doigts de l'enfant

DIAGNOSTIC DE LA RESPIRATION BUCCALE

- Histoire et examen clinique
- Test du miroir
- Test de rétention d'eau
- Évaluation céphalométrique
- Évaluation rhinomanométrique

DIAGNOSTIC DE LA POUSSÉE DE LA LANGUE

- Examen extra-buccal - Profil facial : Pente de l'angle mandibulaire et hauteur antérieure du visage.
- Examen de la langue
- La posture de la langue : Examen céphalographique

Diagnostic différentiel :

- Classe III = La langue se trouve en dessous du plan occlusal.
- Classe II = la langue est positionnée en avant

DIAGNOSTIC DU BRUXISME

- Histoire et examen clinique
- Évaluation occlusale - Articulation des papiers
- Examen électro-myographique - Recherche d'une hyperactivité des muscles de la mastication.

Chapitre 5

PRÉVENTION DE LA MALOCCLUSION

Niveaux de Prévention	**Primaire**		**Secondaire**	**Tertiaire**	
Préventif Services	Santé Promotion	Spécifique Protection	Diagnostic précoce et traitement rapide	Handicap Limitation	Réhabilitation
Services fournis par l'individu		Utilisation de dispositifs de protection Contrôle des habitudes	Utilisation de Services dentaires	Utilisation de Services dentaires	Utilisation des services dentaires
Services fournis par la communauté	Dentaire Santé Éducation Programmes	Protège-dents Sécurité des enfants Sécurité des bâtiments scolaires et des terrains de jeux	Mise à disposition de Services dentaires	Mise à disposition de Services dentaires	Mise à disposition de Services dentaires
Services fournis par le professionnel	Patient Éducation	Contrôle des caries Agents d'entretien de l'espace Conseil génétique Conseils aux parents	Mineur Orthodontie	Chirurgie orthodontique	Prothèse fixe/amovible maxillofaciale Chirurgie plastique Orthophonie Conseil

PRÉVENTION DE LA MALOCCLUSION

Orthodontie préventive

Orthodontie interceptive

ORTHODONTIE PRÉVENTIVE

- Action prise pour préserver l'intégrité de ce qui semble être une occlusion normale à un moment précis - Graber (1966)
- Prévention des interférences potentielles avec le développement occlusal - Profitt et Ackermann (1980)

ORTHODONTIE PRÉVENTIVE

- Éducation des parents
- Contrôle des caries
- Soins de la dentition caduque
- Gestion de l'ankylose dentaire
- Entretien de l'horaire de chute des dents
- Contrôle des habitudes bucco-dentaires
- Équilibre occlusal
- Entretien de l'espace
- Extraction des surnuméraires
- Gestion de la première molaire permanente profondément bloquée

Conseil aux parents

- Conseil prénatal
- Conseil postnatal
    - De six mois à un an
    - Deux ans
    - Trois ans d'âge
    - Cinq à six ans

Conseil prénatal

> Importance de l'entretien de l'hygiène buccale par la mère

> Nutrition et développement du fœtus

Conseil postnatal

> De six mois à un an

- Denture et irritation associée
- Nettoyage de la dentition caduque à l'aide d'un chiffon en coton propre et doux.
- Introduction du brossage à l'aide de la brosse à doigts

> Deux ans

- Arrêt de l'alimentation au biberon entre 18 et 24 mois pour réduire le risque de caries.
- Le brossage doit être initié après le petit-déjeuner et après le dîner.
- Examen clinique pour évaluer toute carie naissante et l'état de l'éruption.

> Trois ans

- Les habitudes orales et leurs effets sur le développement de l'occlusion
- Évaluation clinique de l'éruption incomplète de la dentition déciduale ou de la présence d'un rabat péricoronaire pouvant entraîner le développement de caries.
- Examen clinique de la dentition et de l'occlusion

> Cinq à six ans

- Parents informés de l'exfoliation des dents de lait
- Extraction de dents de lait pour cause de carie.
- Entretien de l'espace
- Révision constante

ENTRETIEN DE L'ESPACE (RAYMOND C THROW)

^ Mainteneurs d'espaces fixes

❖ Classe I

> Non-fonctionnel

- Type de barre
- Type de boucle

> Fonctionnel

- Type de pontique

> Type d'arcade linguale

❖ Classe II - Type cantilever

> Chaussure distale

> Bande et boucle

^ Mainteneurs d'espace amovibles

❖ Prothèses partielles en acrylique

❖ Dentiers complets

❖ Mainteneurs d'espace distaux amovibles pour chaussures

AGENT D'ENTRETIEN DE L'ESPACE - CONDITIONS IDÉALES

1. Doit maintenir la totalité de l'espace mésio-distal créé par une dent perdue.
2. Doit rétablir la fonction dans la mesure du possible
3. Empêcher la sur-éruption des dents opposées.
4. Construction simple
5. Doit être solide pour résister aux forces fonctionnelles
6. Ne doit pas exercer une contrainte excessive sur les dents adjacentes.
7. Doit permettre le maintien de l'hygiène buccale
8. Ne doit pas restreindre la croissance et le développement normaux

MAINTENEUR D'ESPACE - EXEMPLES

1. Mainteneur d'espace de bande et de boucle

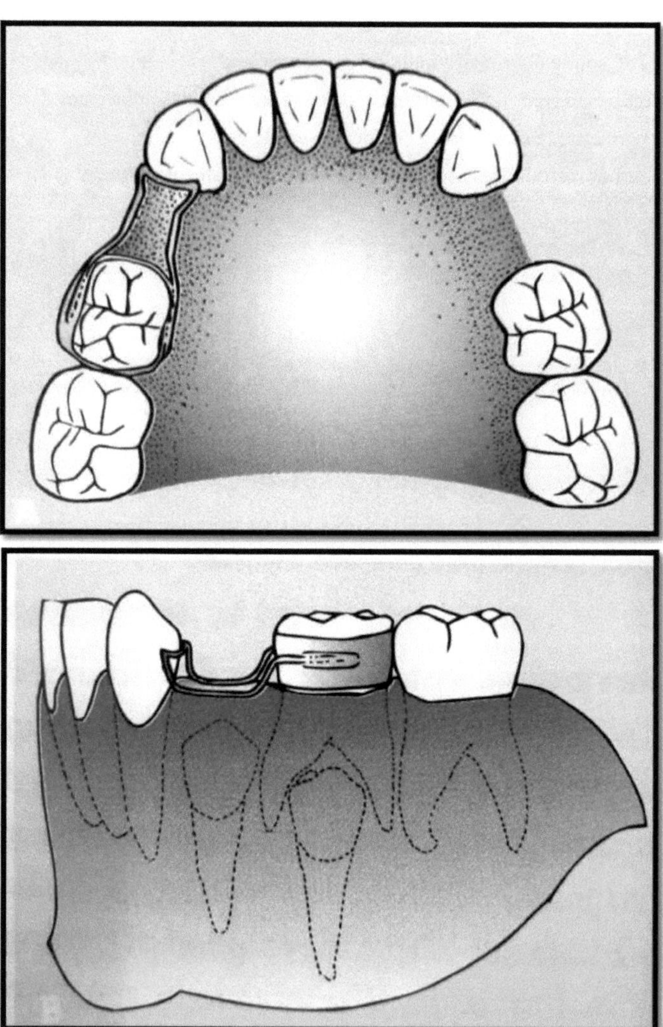

2. Arc palatin de Nance

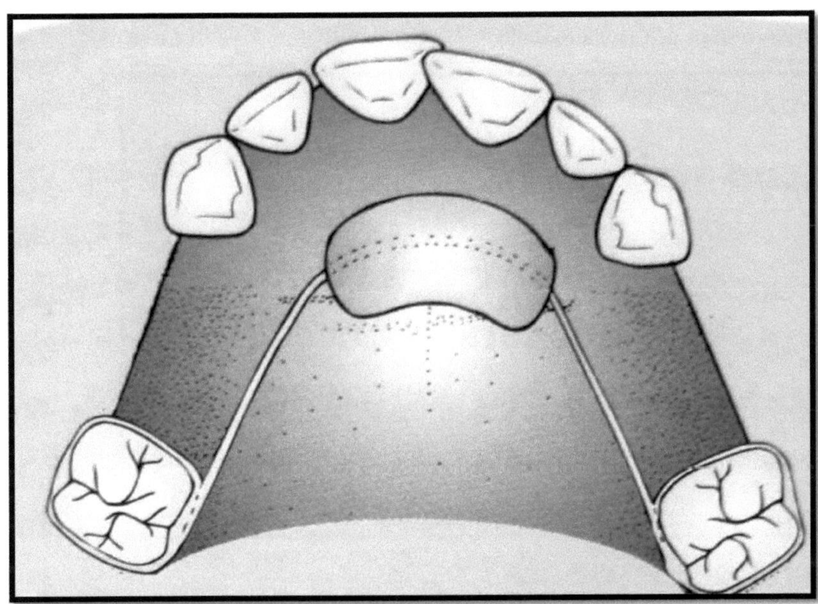

3. Mainteneur d'espace de l'arc lingual

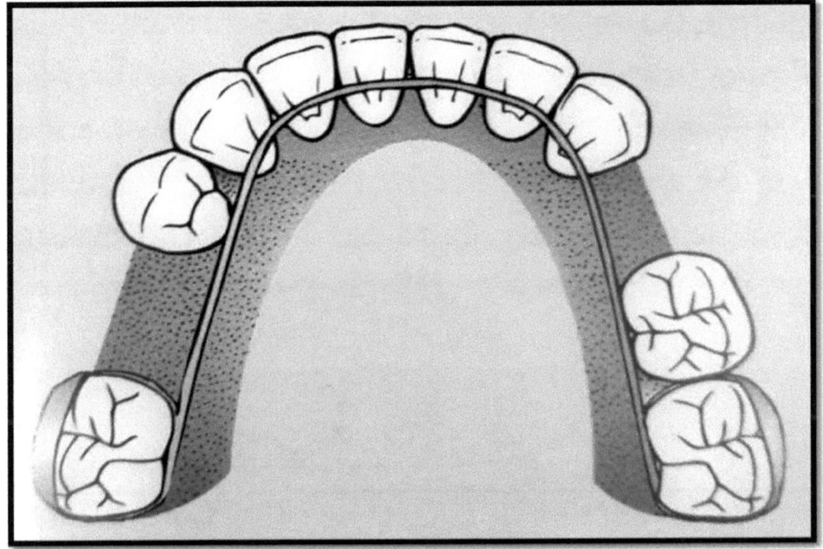

4. Mainteneur d'espace de l'arc transpalatin

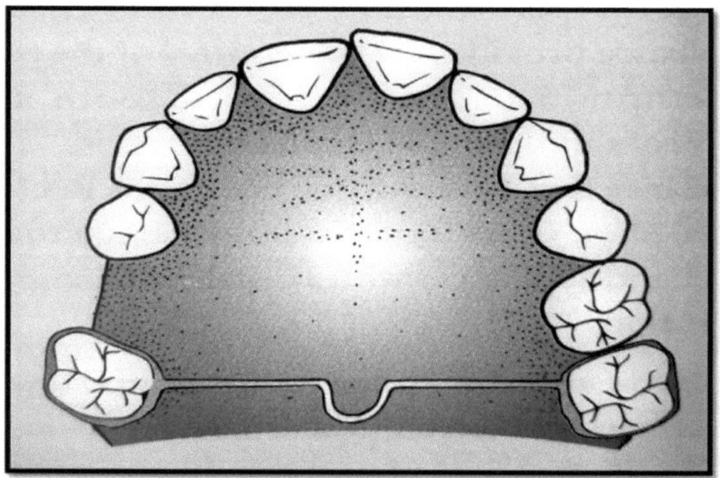

5. Mainteneur d'espace pour chaussures distales

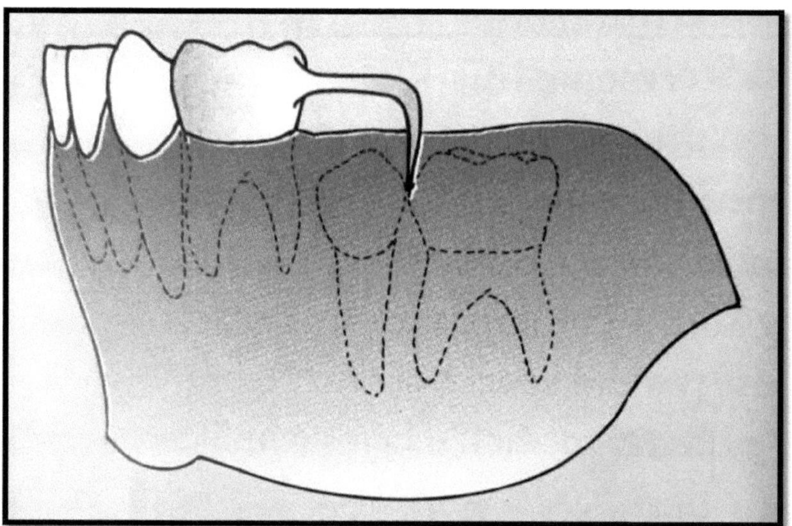

6. Mainteneur de l'espace de la bande et du bar

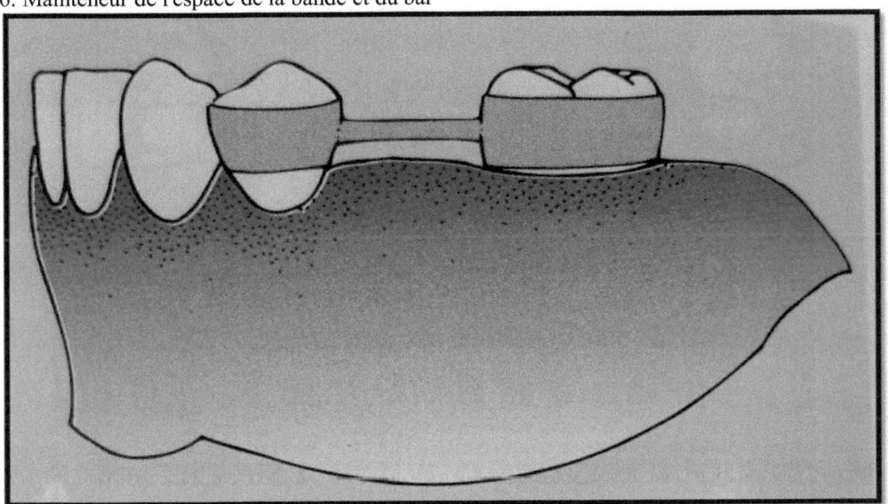

7. Mainteneur de l'espace de la couronne et de la barre

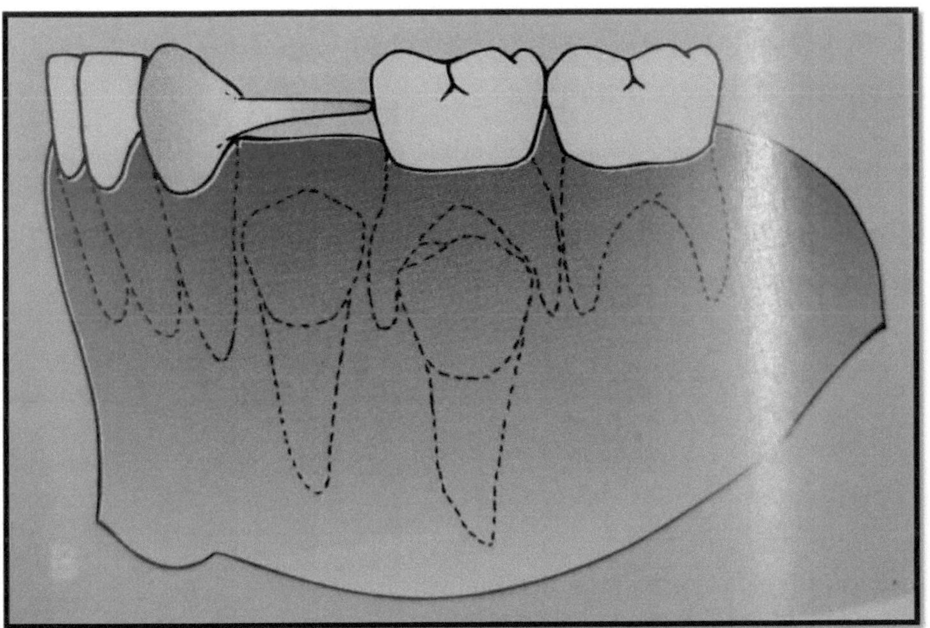

8. Mainteneur d'espace amovible

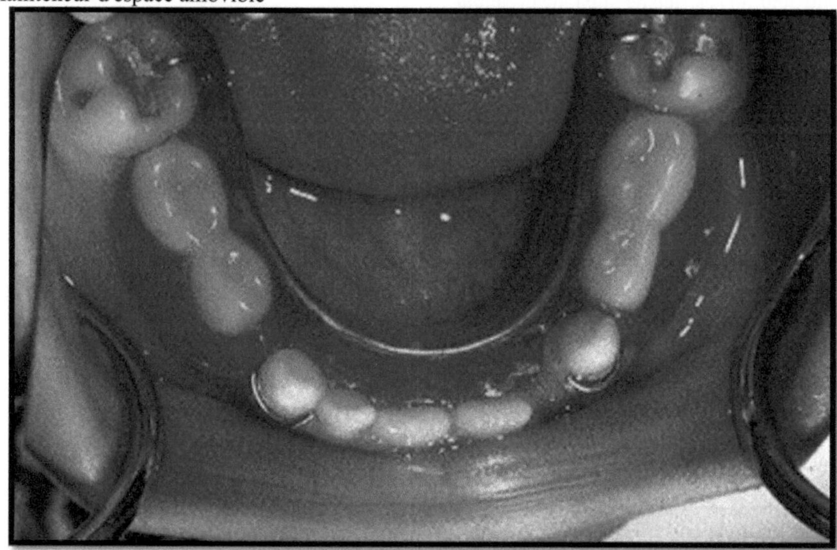

ORTHODONTIE INTERCEPTIVE

La science et l'art de l'orthodontie employés pour reconnaître et éliminer les irrégularités et malpositions potentielles du complexe dento-facial en développement - Council on Orthodontic Education of the American Association of Orthodontists - Orthodontics : Principes et politiques

ORTHODONTIE INTERCEPTIVE - TYPES

1. Récupération d'espace
2. Extraction en série
3. Correction des morsures croisées antérieures et postérieures
4. Élimination des habitudes orales
5. Exercice musculaire
6. Élimination des obstacles des tissus mous et durs sur le chemin de l'éruption.

ORTHODONTIE INTERCEPTIVE - EXEMPLES

1. Le régénérateur d'espace de Gerber
2. Regainer l'espace à l'aide d'une vis sans fin
3. Régulateur d'espace utilisant des ressorts en porte-à-faux

EXTRACTION EN SÉRIE

L'extraction planifiée et séquentielle des dents primaires et permanentes pour intercepter et réduire les problèmes d'encombrement dentaire - Tweed

Il s'agit d'une procédure d'orthodontie interceptive généralement mise en œuvre au début de la dentition mixte, afin d'éviter le développement d'une malocclusion complète dans la dentition permanente.

- Kjellgren (1929) - A inventé le terme
- Nance (1940) - Père de l'extraction en série = Extraction planifiée et progressive
- Hotz (1970) - Guidage de l'éruption / occlusion = Surveillance active des dents par Extraction

L'extraction en série repose sur deux principes :

1. Divergence entre la longueur de l'arc et le matériau de la dent
2. Mouvement physiologique des dents

Indications :

1. Déficience de la longueur de l'arcade
2. Absence d'espace physiologique
3. Perte prématurée des dents de lait
4. Incisives latérales mal positionnées ou incluses.
5. Incisives supérieures ou inférieures encombrées
6. Schéma d'éruption anormal
7. Lorsque la croissance n'est pas suffisante pour combler l'écart entre le matériau de la dent et l'os basal.
8. Dysharmonie du système squelettique et musculaire

Contre-indications :

1. Malocclusion de classe II et III d'Angle avec anomalies squelettiques
2. Dentition espacée
3. Anodontie / Oligodontie
4. Morsure ouverte et morsure profonde
5. Diastème de la ligne médiane
6. Dents malformées non soulevées
7. Caries étendues

Avantages :

1. Le traitement est plus physiologique car il implique le guidage de la dent vers sa position.
2. Supprime ou réduit la durée du traitement fixe multibande
3. La santé des tissus est préservée
4. Période de conservation plus courte
5. Des résultats plus stables
6. Le traumatisme psychologique associé à la malocclusion est évité car le traitement est effectué à un âge précoce.

Inconvénients :

1. Basé sur un jugement clinique
2. Ne peut être appliqué à tous les patients
3. Durée du traitement : 2 - 3 ans
4. Coopération avec les patients
5. Développement progressif de la poussée de la langue
6. Migration mésiale des dents
7. Approfondissement de l'occlusion

Méthodes d'extraction en série :

1. La méthode de Dewel
2. La méthode de Tweed
3. La méthode de Nance

Méthodes d'extraction en série - Année et ordre d'extraction

> Méthode de Dewel : 8^ans - CD4

> Méthode de Tweed : 8 ans - DC4

> La méthode de Nance : 8 ans - D4C

CORRECTION DE L'OCCLUSION CROISÉE

- ❖ Antérieur
  - > Thérapie par lame de langue

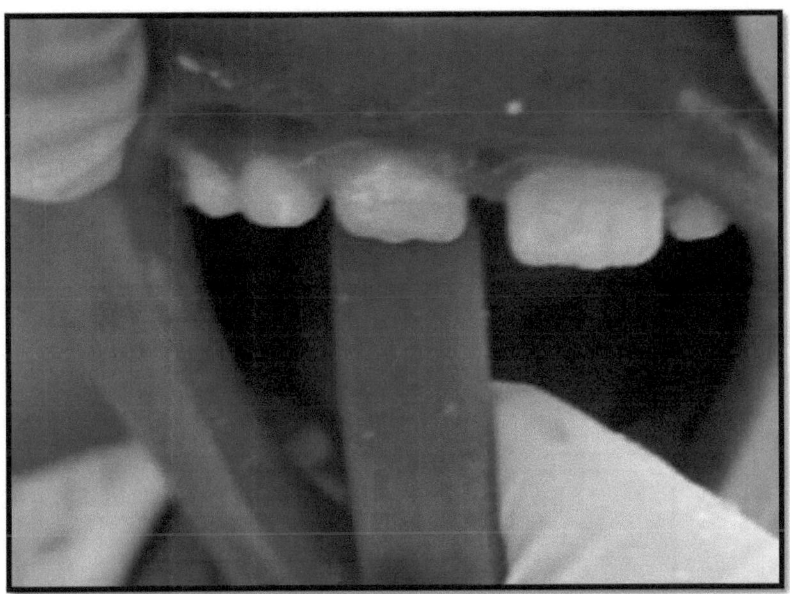

> Catlan's Appliance

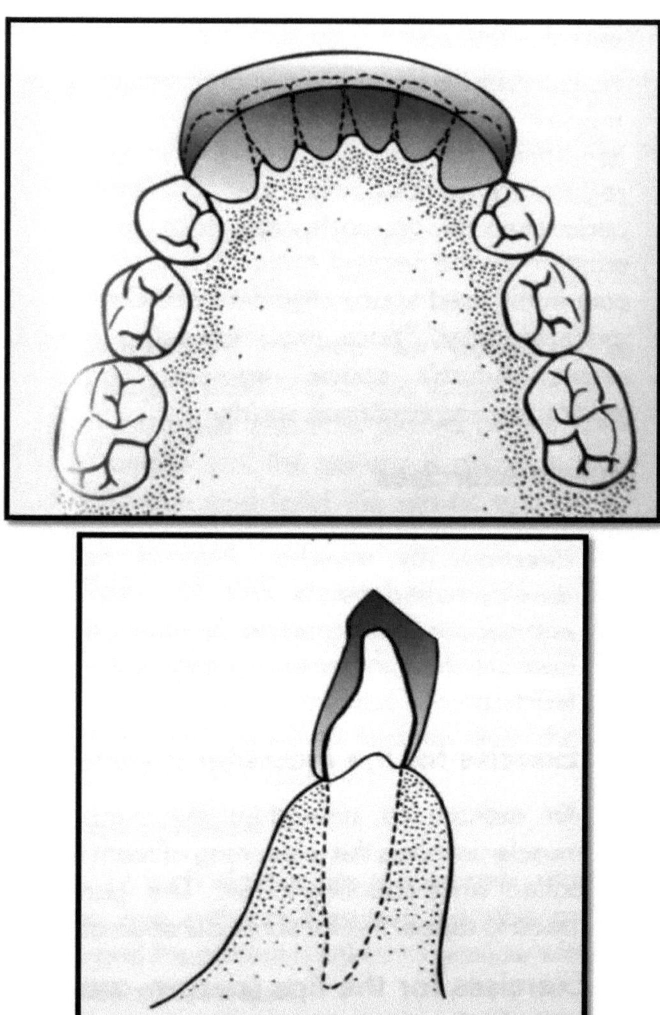

> Hawley's Appliance avec Z-spring

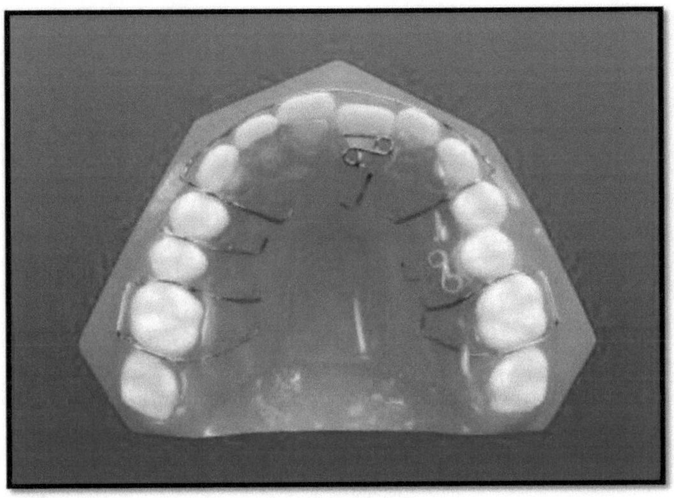

❖ Postérieur

> Quad Helix

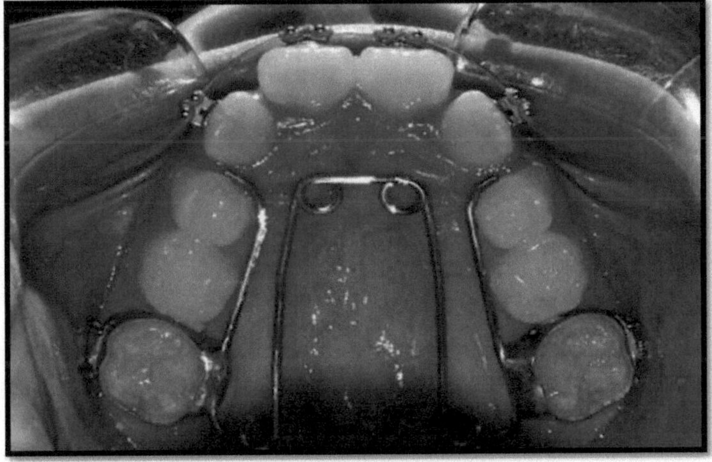

> Appareil avec vis d'expansion

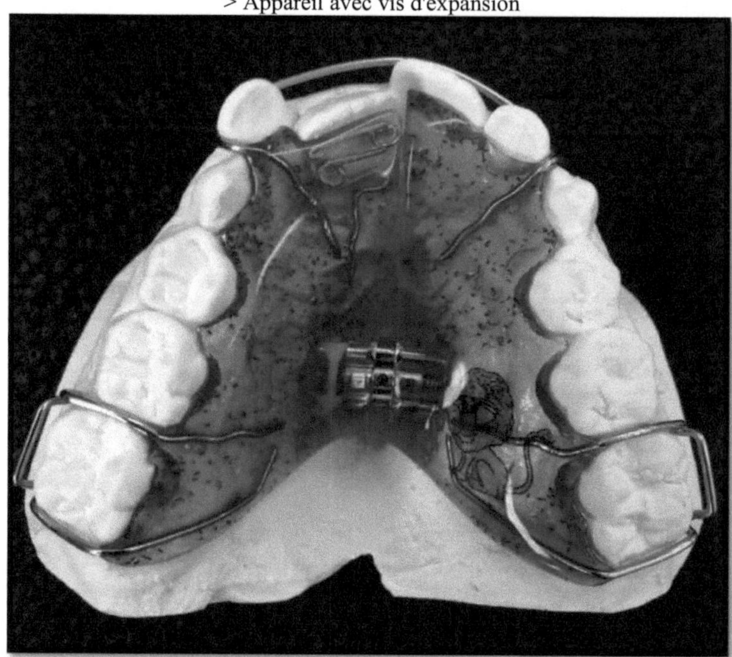

LE CONTRÔLE DES HABITUDES ANORMALES

Une habitude est définie comme la tendance à un acte qui est devenu une performance répétée, relativement fixe, cohérente et facile à réaliser par un individu.

- Sucer son pouce
- Poussée de la langue
- Respiration buccale
- Mordre les lèvres
- Se ronger les ongles

SUÇAGE DE POUCE

- Normal : 3^ - 4 ans
- Phases du développement
  - Phase 1 : normale et subclinique = observée au cours des trois premières années de la vie.
  - Phase 2 : succion cliniquement significative = 3 - 5 ans
  - Phase 3 : succion intraitable = au-delà de la cinquième année de vie

FOUISSEMENT DE LA LANGUE

Classification - James S Braner et Holt

Type I : Poussée de la langue non déformante

Type II : Poussée de la langue antérieure déformante

- Sous-groupe 1 : Morsure ouverte antérieure
- Sous-groupe 2 : Proclinaison antérieure
- Sous-groupe 3 : Articulation croisée postérieure

Type III : Poussée latérale de la langue déformée

- Sous-groupe 1 : Morsure ouverte postérieure
- Sous-groupe 2 : Articulation croisée postérieure
- Sous-groupe 3 : supraclusion profonde

Type IV : Poussée de la langue antérieure et latérale déformante

- Sous-groupe 1 : Morsure ouverte antérieure et postérieure
- Sous-groupe 2 : Proclinaison des dents antérieures
- Sous-groupe 3 : Articulation croisée postérieure

RESPIRATION BUCCALE

Types :

1. Obstructive
2. Habituel
3. Anatomique

Caractéristiques :

1. Visage long et étroit
2. Nez et passage nasal étroits
3. Lèvre courte et flasque
4. Arcade supérieure contractée
5. Articulation croisée postérieure
6. Augmentation du surjet
7. Articulation ouverte antérieure

Traitement :

1. Suppression de l'obstruction nasale ou pharyngée
2. Interception de l'habitude - Écran vestibulaire

3. Expansion maxillaire rapide

EXERCICE MUSCULAIRE

Musculature oro-faciale stable - Occlusion équilibrée

- Guide le développement de l'occlusion
- Permettre des schémas de croissance optimaux
- Assure la rétention et la stabilité dans les cas d'orthodontie post-corrective.
- Ne pas modifier radicalement le schéma de croissance osseuse.
- Ne remplacent pas un traitement orthodontique correctif.

Exercice pour le muscle masséter :

1. On demande au patient de serrer les dents, de compter jusqu'à 10 dans sa tête, puis de les relâcher.
2. Cette opération doit être répétée pendant un certain temps, jusqu'à ce que le muscle masséter soit fatigué.

Exercice pour le muscle ptérygoïde :

1. Dans les cas de disto-occlusion, on demande aux patients de faire saillir la mandibule autant que possible, puis de la rétracter.
2. L'exercice est répété jusqu'à ce que le muscle soit fatigué

Exercice pour les lèvres (muscles circum-oraux) :

1. Étirement de la lèvre supérieure pour maintenir l'étanchéité des lèvres.
2. Tenir et pomper l'eau d'avant en arrière derrière les lèvres.
3. Exercice de traction sur les boutons
4. Exercice de tir à la corde

Exercice pour la langue :

1. Avaler avec un élastique : Un élastique de 5/16 de pouce est placé sur le bout de la langue et la langue est soulevée et maintenue contre la zone rugueuse et on la fait avaler - Correction du mauvais positionnement de la langue.
2. Exercice de maintien et de traction : La pointe de la langue est mise en contact avec le palais sur la ligne médiane et la mandibule est progressivement ouverte. Cela permet d'étirer le frein de la langue et de soulager le frein de la langue.

APPAREIL MYOFONCTIONNEL

- ❖ Appareils fonctionnels ou myofonctionnels

- dépendent de la musculature oro-faciale pour leur action.
- Transmettre / Eliminer / Guider les forces naturelles de la musculature

- Utilisé pour les procédures de modification de la croissance visant à intercepter et à traiter les divergences entre les mâchoires.
    - Peut augmenter ou restreindre la taille des mâchoires
    - Modifier la relation spatiale des mâchoires
    - Changer le sens de la croissance des mâchoires
    - Accélère la croissance souhaitée

Histoire :

- 1879 : Norman Kingsley - Appareil à sauter les morsures
- 1902 : Pierre Robin - Premier praticien à utiliser un appareil orthopédique à mâchoire fonctionnelle
- 1909 : Viggo Andersen - Activateur
- 1905 : Emil Herbst - Appareils Herbst
- 1950 : Wilhelm Balters - Bionator
- 1957 : Rolf Frankel - Régulateur fonctionnel

Classification :

1. Appareil fonctionnel amovible : Activator, appareil de Frankel
2. Appareil fonctionnel fixe : Herbst et Jasper Jumper
3. Appareil fonctionnel semi-fixe : Appareils de basses

Classification (Proffit)

1. Appareils passifs portés par la dent : Activator, Bionator et Herbst.
2. Appareils actifs portés par la dent : Modification de l'activateur et du bionateur avec des vis ou des ressorts d'expansion.
3. Appareils portés par les tissus : Régulateur fonctionnel de Frankel

ÉCRAN VESTIBULAIRE - NEWELL (1912)

- Utilisé pour appliquer la force de la musculature circumorale sur les dents ou pour soulager les dents de ces forces, leur permettant ainsi de se déplacer en raison des forces exercées par la langue.
    - Application de la force + élimination de la force

Indications :

1. Utilisé principalement pour intercepter l'habitude de respirer par la bouche, mais aussi pour sucer le pouce, se ronger les ongles, se mordre les lèvres et les joues.
2. Traitement des disto-occlusions légères
3. Utilisé pour effectuer des exercices musculaires afin de corriger les muscles hypotoniques des lèvres et des joues.
4. Utilisé pour la correction d'une légère proclination antérieure.

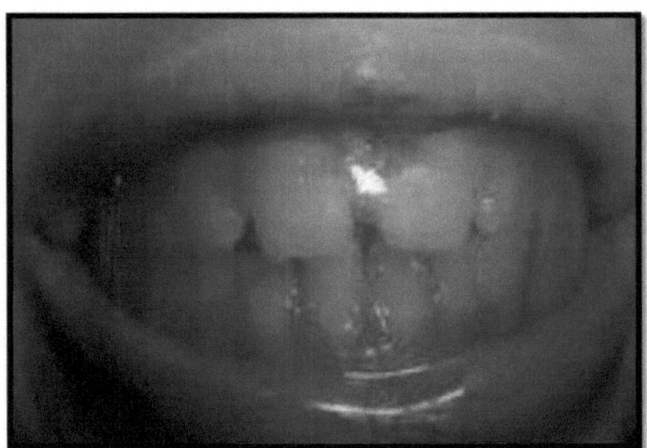

BOUTON À LÈVRES

- Appareil combiné amovible - fixe
- Application de la force ou élimination de la force
- Utilisé à la fois dans le maxillaire et la mandibule

Utilisations :

1. Utilisé pour intercepter l'habitude de sucer les lèvres
2. Activité mentale hyperactive
3. Utilisé pour renforcer l'ancrage
4. Distalisation des molaires
5. Récupérateurs d'espace

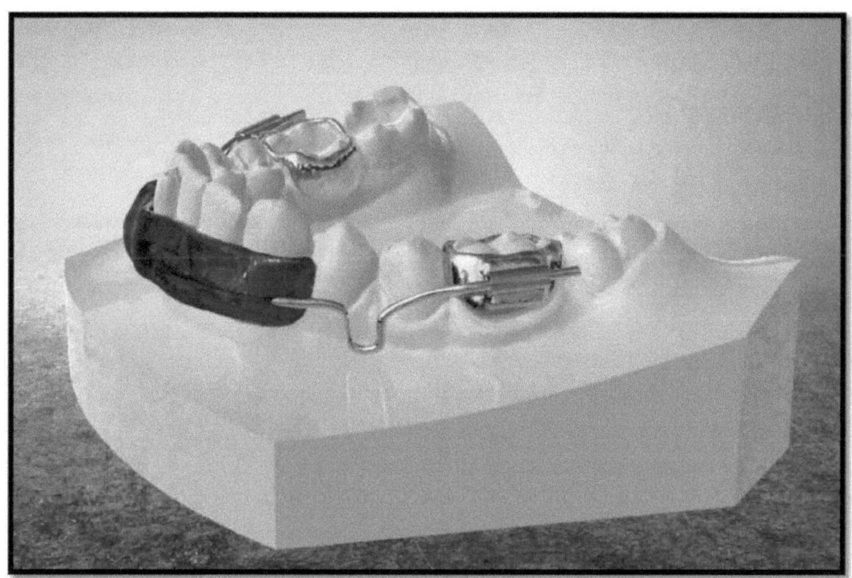

ACTIVATEUR

^ Viggo Anderson (1908) - Danemark

Appareil de rétention de type Hawley modifié pour l'arcade maxillaire auquel on a ajouté une bride linguale en forme de fer à cheval pour aider au positionnement de la mandibule vers l'avant. Il l'a donné à sa fille qui est partie en vacances pendant 3 mois. Au retour, il y avait une correction sagittale marquée et une amélioration du profil facial.

Retenue biomécanique de travail (Andersen)

Il a déménagé en Norvège et s'est associé à Karl Haupl, qui l'a modifié et l'a appelé " Orthopédie fonctionnelle de la mâchoire ".

Appliance norvégienne (développée en Norvège)

^ Activateur - En raison de sa capacité à activer les muscles

Indications :

1. Classe II Div 1 et 2
2. Classe III
3. Classe I Open bite
4. Classe I Morsure profonde
5. Enfants présentant un manque de développement vertical dans la partie inférieure du visage

Contre-indications :

1. Classe I
2. Encombrement
3. Désaccord entre la taille des dents et celle des mâchoires
4. Individus qui ne croissent pas
5. Enfants présentant une hauteur faciale inférieure excessive et une croissance mandibulaire verticale extrême.

Avantages :

1. Utilise la croissance existante des mâchoires
2. Les rendez-vous sont courts en raison d'ajustements mineurs
3. Économique
4. Problèmes d'hygiène buccale minimes

Inconvénients :

1. Nécessite une bonne coopération du patient
2. Ne produit pas de détails et de finitions précis de l'occlusion.
3. Peut produire une rotation modérée de la mandibule (de l'avant vers le bas).

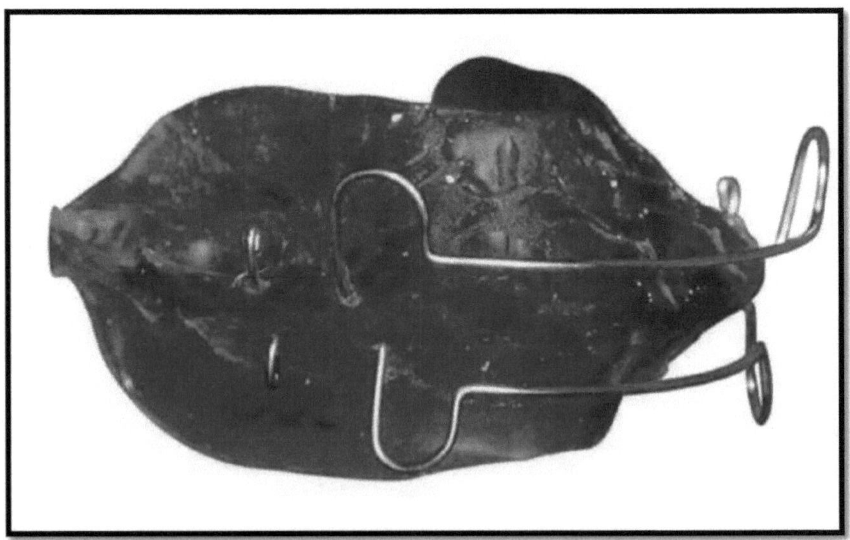

RÉGULATEUR FONCTIONNEL

Correcteur de fonction / Régulateur de fonction

^ Rolf Frankel (Allemagne)

Appareil de Frankel / Appareil de gymnastique orale

Deux effets principaux du traitement :

1. Sert de modèle à la fonction des muscles cranio-faciaux
2. Supprime les forces musculaires dans les zones labiales et buccales qui limitent la croissance du squelette afin de créer un environnement propice à la croissance du squelette.

Types :

FR 1 : Classe I et Classe II Division 1

- ◆ FR 1a : Utilisé pour les malocclusions de classe I avec encombrement mineur à modéré et également pour les cas d'occlusion profonde de classe I.

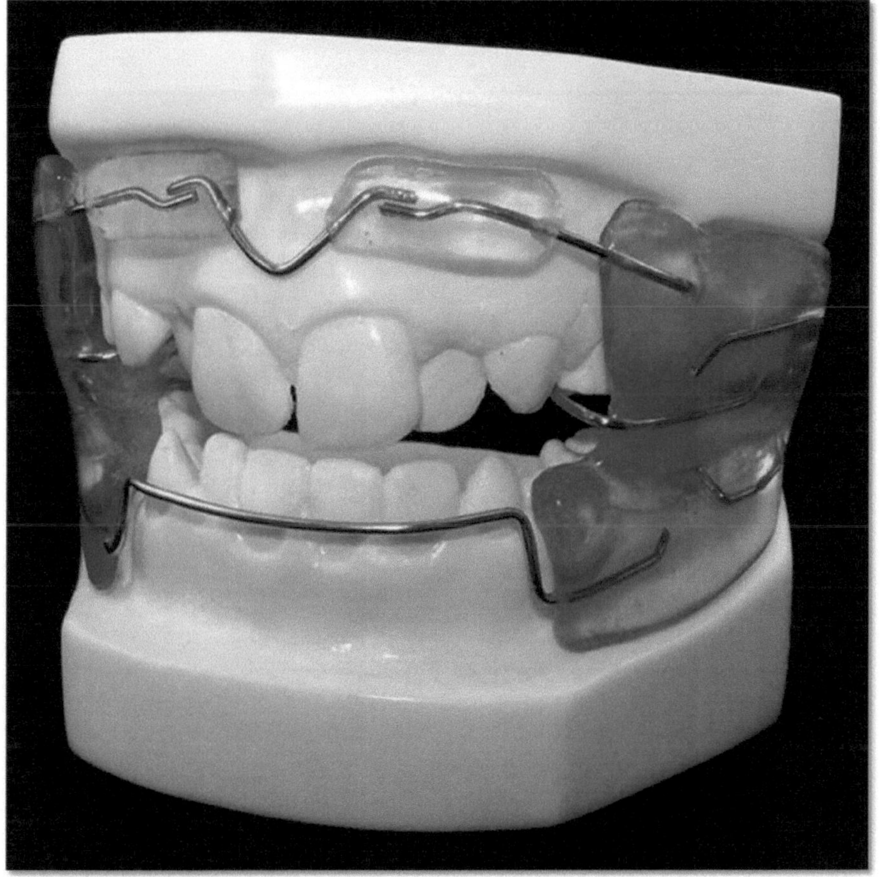

- ◆ FR 1b : Classe II Division 1 (Surjet ne dépassant pas 5 mm)
- ◆ FR 1c : Classe II Division 1 (Surjet supérieur à 7 mm)

FR 2 : Classe II Division 1 et 2

^ FR 3 : Classe III

^ FR 4 : Morsure ouverte et protrusion bimaxillaire

FR 5 : Régulateur fonctionnel avec harnais pour les patients présentant un angle élevé du plan mandibulaire et un excès vertical du maxillaire.

BIONATOR

^ Wilhelm Balters (1950)

^ Moins volumineux et plus élastique que l'activateur

- Appareil standard - Classe II Division 1 et 2 et Classe I avec arcades dentaires étroites
- Appareil de classe III
- Appareil à morsure ouverte

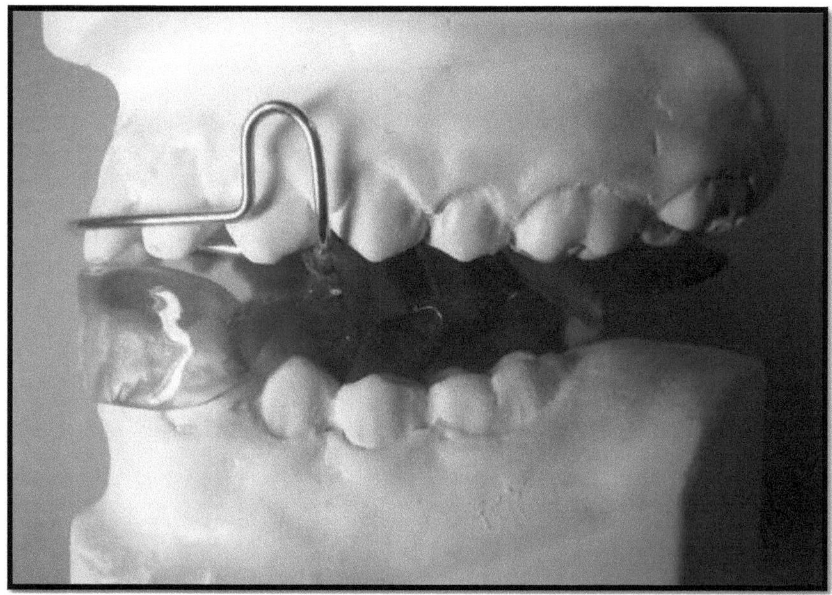

APPAREIL À DOUBLE BLOC

- Combine des plans inclinés avec une traction intermaxillaire et extraorale.
- Consiste en une place supérieure et inférieure ayant des plans de morsure occlusalement inclinés pour provoquer un déplacement mandibulaire.

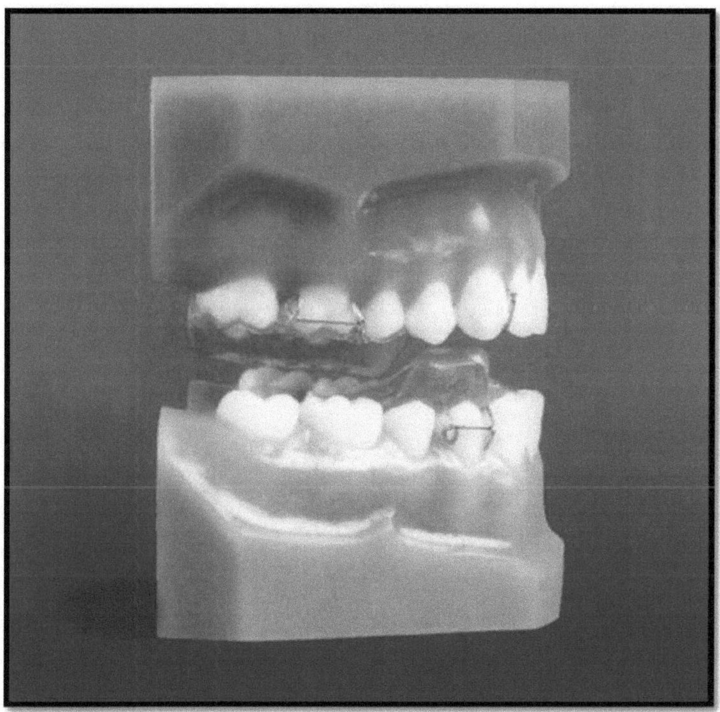

APPAREIL HERBST - EMIL HERBST (1950)

Indications :

1. Correction de la malocclusion de classe II due à une mandibule rétrognathique
2. Utilisée comme attelle de repositionnement antérieur chez les patients souffrant de troubles de l'articulation temporo-mandibulaire.

Indications spécifiques :

1. Patients post-adolescents : Le traitement étant terminé en 6 à 8 mois, il est utile chez ces patients car la croissance résiduelle est moindre.
2. Respirateurs buccaux
3. Patients non opérés

Avantages :

1. L'action est continue car il s'agit d'un appareil fixe
2. La durée du traitement est courte
3. Moins de coopération de la part du patient
4. Peut être utilisé avec succès chez les patients qui sont à la fin de la phase de croissance.
5. Utilisé chez les patients qui respirent par la bouche

Inconvénients :

1. Risque accru de développement d'une double occlusion avec symptômes de dysfonctionnement de l'ATM
2. Casse et desserrage répétés de l'appareil, en particulier dans la zone des prémolaires.
3. Accumulation de la plaque dentaire et décalcification de l'émail
4. Tendance à l'occlusion postérieure ouverte à la fin du traitement

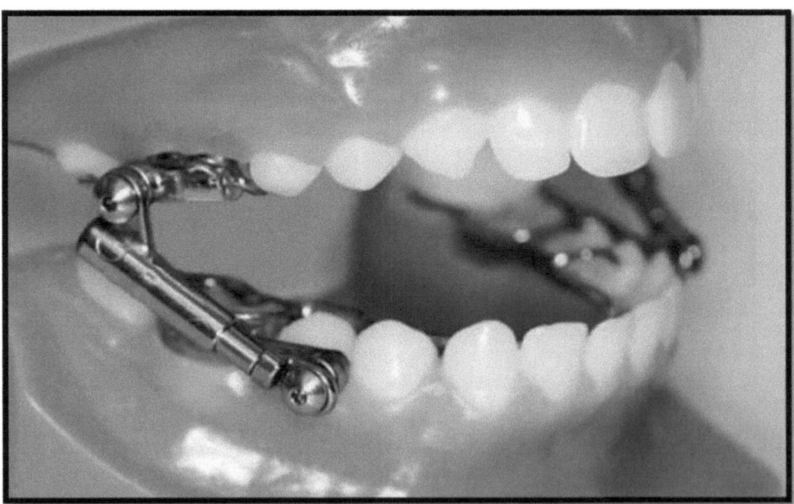

JASPER JUMPER - JJ JASPER (1980)

Similaire à l'appareil Herbst mais plus flexible

Avantages :

1. Produit des forces continues
2. Ne nécessite pas l'adhésion du patient
3. Permet un plus grand degré de liberté mandibulaire que l'appareil de Herbst
4. L'hygiène buccale est plus facile à maintenir

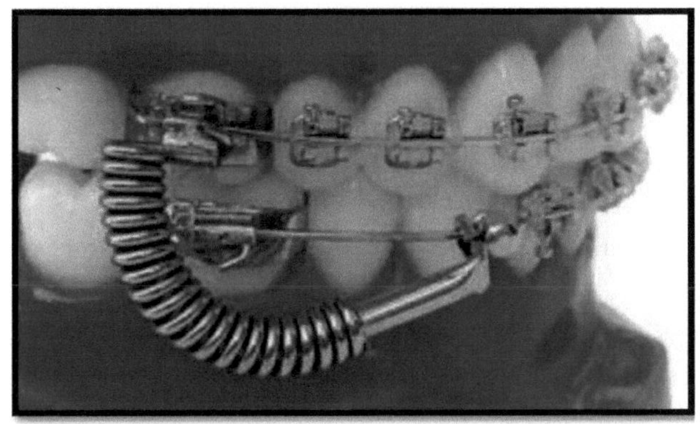

APPAREIL FONCTIONNEL MAX GYM

Appareil d'orthopédie dento-faciale

Utilisé pour prolonger un complexe maxillaire déficient ou placé en arrière en utilisant des poids variables empilés sur un mécanisme de poulie via une attelle maxillaire avec crochet, collée à la mâchoire supérieure, ce qui entraîne la correction de la malocclusion de classe III.

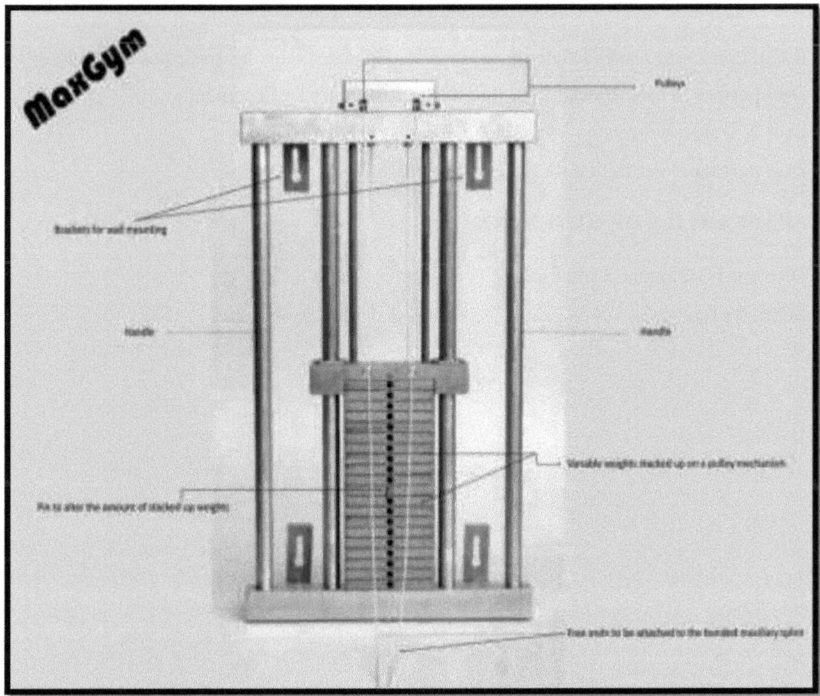

RETENTION

Types de rétention :

Retenue limitée

- Correction de l'occlusion croisée et de l'occlusion supérieure
- Mallette d'extraction en série

Rétention modérée

- Cas de non-extraction de classe I
- Classe I, Classe II Div 1 et 2
- Correction précoce de la rotation

Rétention permanente

- Extension de l'arc
- Diastème de la ligne médiane
- Rotation sévère
- Patients présentant une musculature anormale

CRITÈRES DE RETENUE (GRABER)

1. Il faut conserver toutes les dents qui ont été déplacées dans les positions souhaitées.
2. Doit permettre aux forces fonctionnelles normales d'agir librement
3. Doit être auto-nettoyant
4. Doit permettre l'entretien de l'hygiène buccale

TYPES D'APPAREILS DE RÉTENTION

1. Dispositifs de retenue amovibles
2. Supports fixes

DISPOSITIFS DE RETENUE AMOVIBLES

1. Hawley's Appliance (Charles Hawley - 1920)

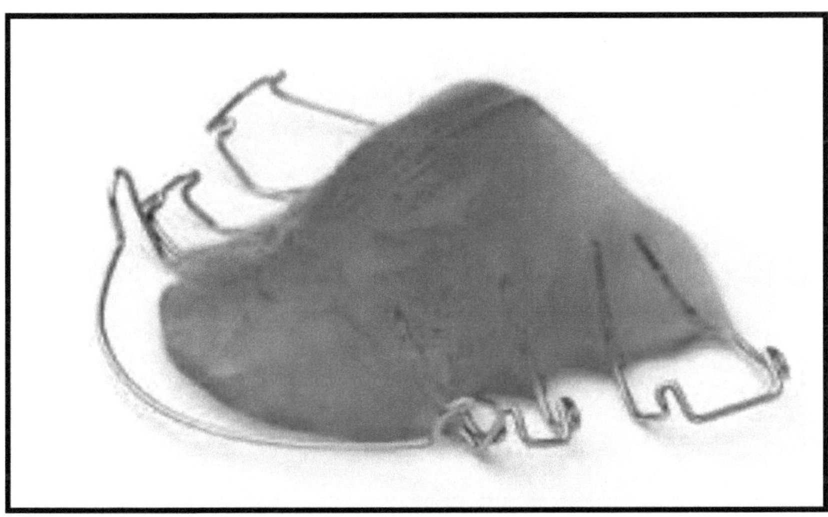

2. Retenue de Begg (PR Begg)

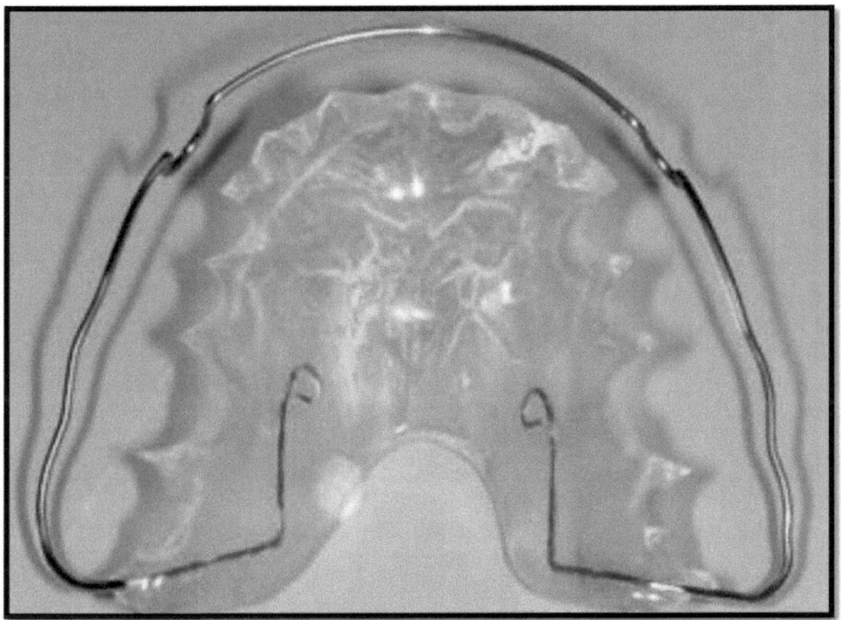

3. Clip - on Retainer

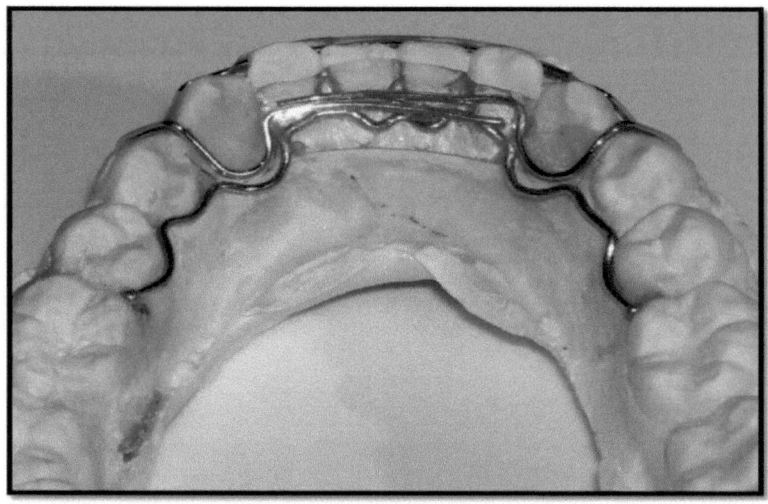

4. Positionneur de dents Kesling (HD Kesling - 1945)

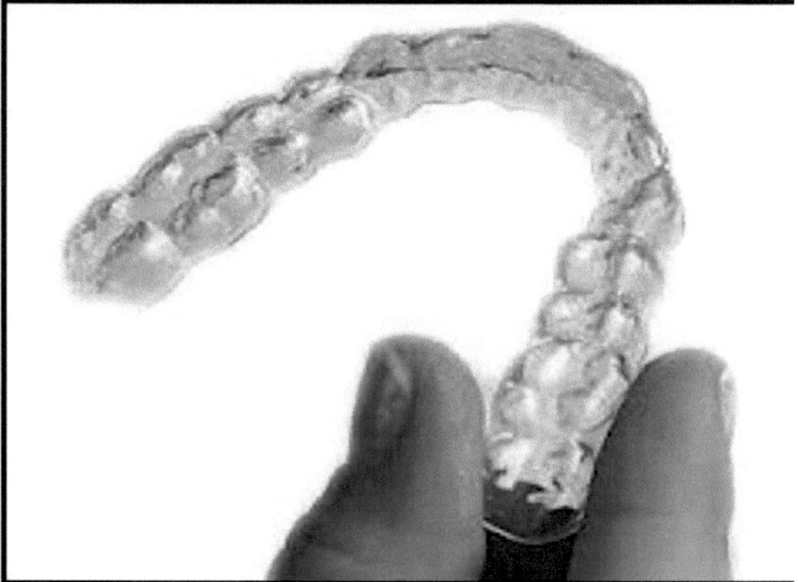

5. Retenue invisible

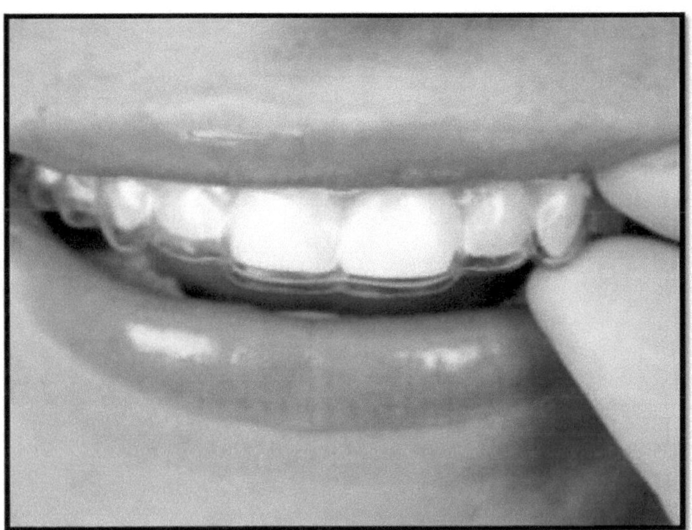

DISPOSITIFS DE RETENUE FIXES

1. Appareil fixe

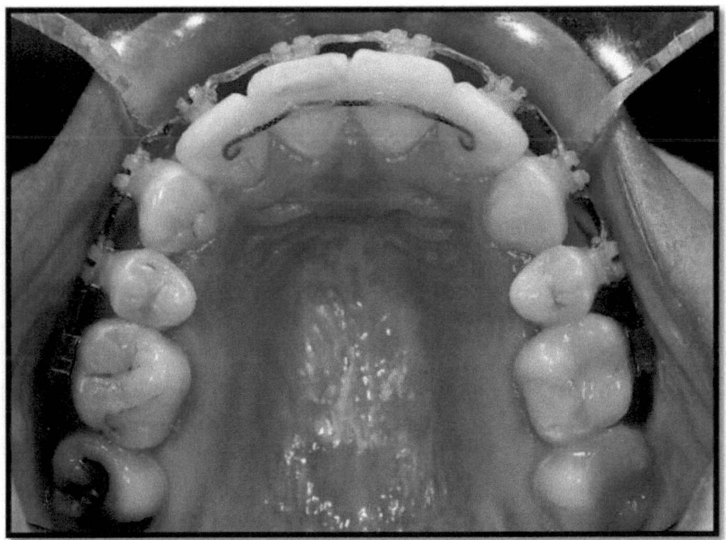

2. Retenue linguale collée - Arcade entière

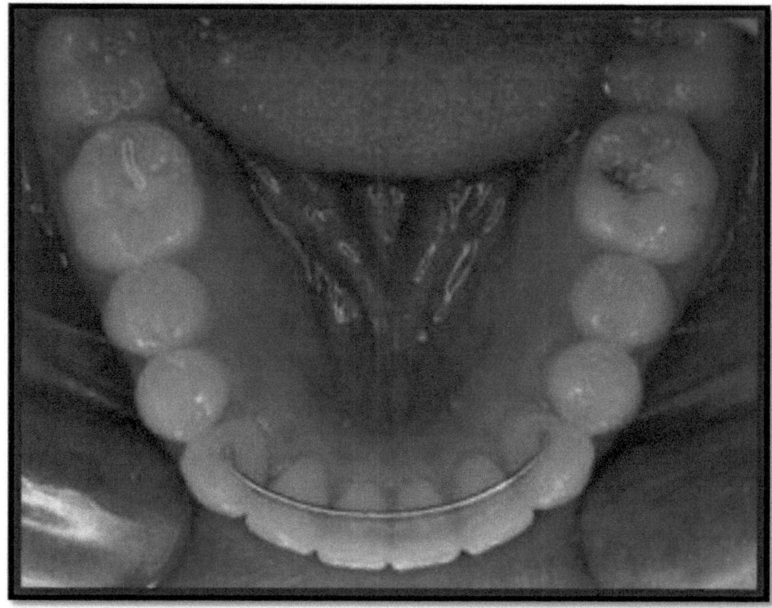

3. Retenue linguale collée - Deux dents (correction du diastème médian)

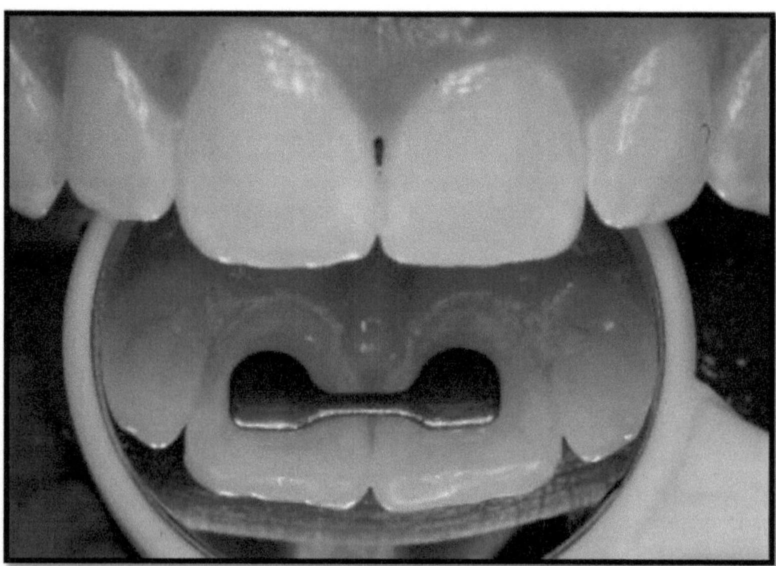

4. Rétention canine à canine collée

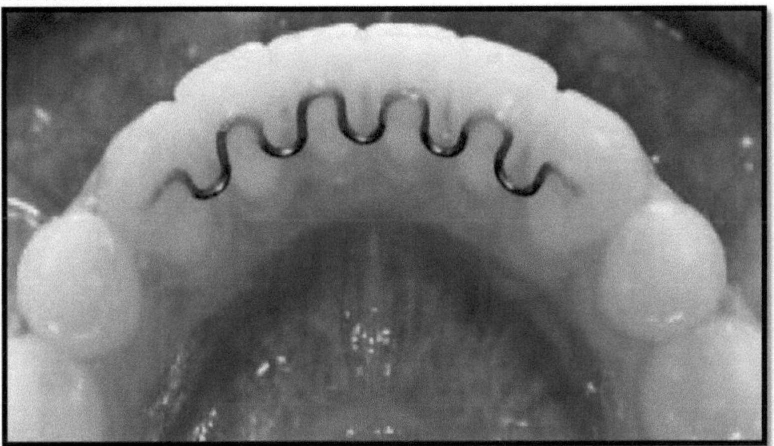

5. Bande de retenue canine à canine

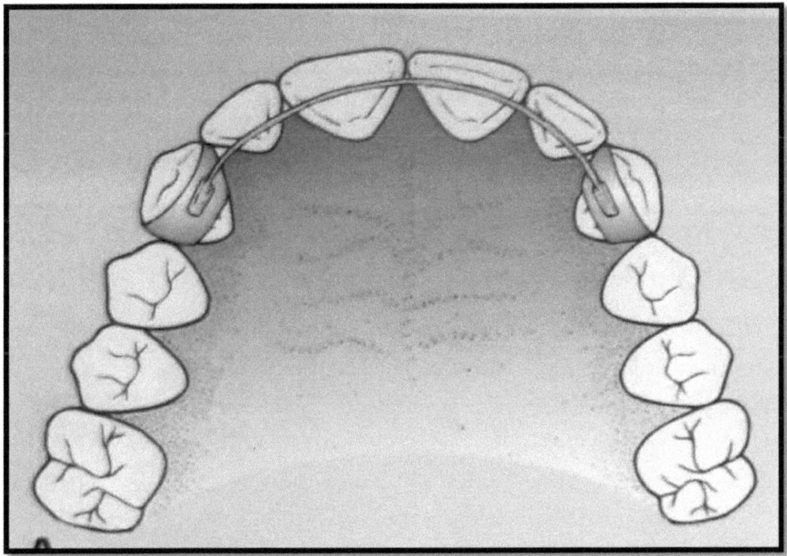

6. Retenue de la bande et de l'éperon

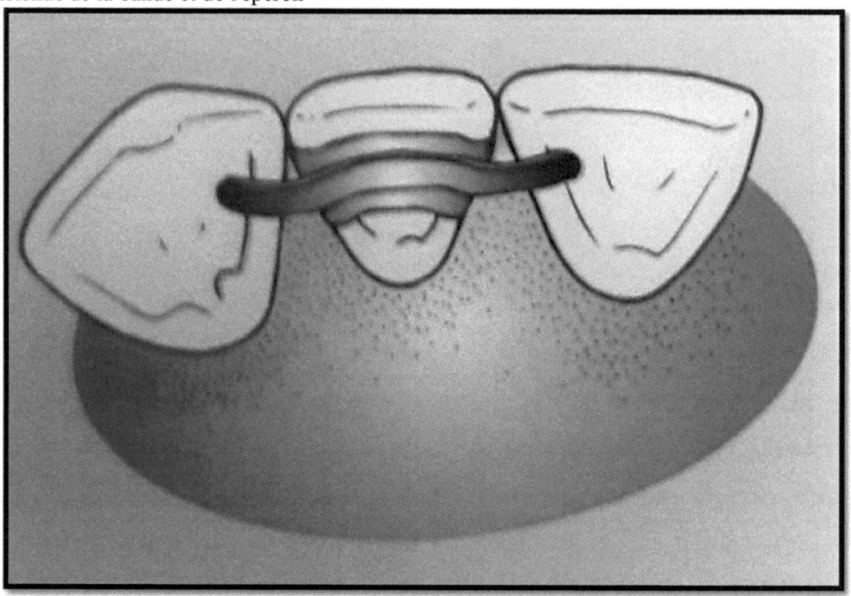

TRAITEMENT ORTHODONTIQUE ET QUALITÉ DE VIE

Zhou Y, Wang Y, Wang X, Volière G, Hu R. L'impact du traitement orthodontique sur la qualité de vie une revue systématique. BMC Oral Health 2014;14(1) : 66.

Une corrélation entre le traitement orthodontique et la qualité de vie

Le traitement orthodontique a entraîné une diminution des scores de qualité de vie.

L'orthodontie améliore modérément la qualité de vie des patients liée à la santé bucco-dentaire.

CONCLUSION

La malocclusion n'est pas seulement un état pathologique invariable, mais un spectre continu de variations occlusales, se présentant sous la forme d'une myriade de combinaisons et de permutations d'un certain nombre de traits ou de symptômes hétérogènes, chacun ayant son propre éventail de gravité et d'implications dans la création d'une manifestation particulière de l'occlusion.

Une véritable prévention est pratiquement impossible, mais le traitement précoce d'une malocclusion peut empêcher sa pleine expression ou permettre un traitement plus facile ou moins lourd.

RÉFÉRENCES

- Davies SJ. Malocclusion - Un terme à abandonner ou à redéfinir ? Br Dent J 2007 12 mai;202(9):519-20.
- La mâchoire de Habsbourg et autres malformations consanguines royales [Internet]. HubPages. [cité le 5 décembre 2015]. Disponible à l'adresse : http://hubpages.com/education/The-Habsburg-Jaw-And- Autres-déformations-et-troubles-du-croisement-royal.
- Inglis-Arkell E. Une famille en Espagne a présenté trois générations de la " mâchoire des Habsbourg " [Internet]. io9. [cité le 5 décembre 2015]. Disponible à l'adresse suivante : http://io9.com/a-family-in-spain- displayed-three-generations-of-the-h-1679771704.
- Peter S. Essentials of Preventive and Community Dentistry (Public Health Dentistry). 4ème édition. New Delhi : Arya Medi Publishing House ; 2011.
- Murray JJ. La prévention des maladies bucco-dentaires. 3e édition. Tokyo : Oxford University Press ; 1996.
- Bhalajhi SI. Orthodontie : l'art et la science. 5e édition. New Delhi : Arya Medi Publishing House ; 2013.
- Singh G. Textbook of Orthodontics. New Delhi : Jaypee Brothers Medical Publishers ; 2004.
- Chakravarthy PK. Indices dentaires - Ready Reckoner. New Delhi : CBS Publishers & Distributors ; 2014.
- Rajendran R, Sivapathasundharam B. Shafer's Textbook of Oral Pathology. 5e édition. New Delhi : Elsevier ; 2006.
- Agarwal A, Mathur R. An Overview of Orthodontic Indices. World Dent J 2012 ; 3(1) : 7786.
- Hassan R, Rahimah AK. Occlusion, malocclusion et méthode de mesure - Un aperçu. Arch Orofacial Sci 2007 ; 2 : 3-9.
- Pine Cm. Community Oral Health. Grande Bretagne : Bath Press ; 1997.
- Grippaudo C, Paolantonio EG, La Torre G, Gualano MR, Oliva B, Deli R. Comparing orthodontic treatment needes indexes. Ital J Public Health 2008;5(3):181-6.
- Borzabadi-Farahani A. Une vue d'ensemble de certains indices de besoin de traitement orthodontique. In : Naretto S, éditeur. Principes de l'orthodontie contemporaine [Internet]. InTech ; 2011 [cité le 7 décembre 2015]. Disponible sur : http://www.intechopen.com/books/principles-in- orthodontie contemporaine/un aperçu des indices de besoin de traitement orthodontique sélectionné
- Le glossaire des termes de prosthodontie. J Prosthet Dent 2005 ; 94(1):10-92.
- Hart GD. La mâchoire de Habsbourg. Can Med Assoc J 1971;104(7):601-3.

- Schendel SA, Walker G, Kamisugi A. Hawaiian craniofacial morphometries : average Mokapuan skull, artificial cranial deformation, and the "rocker" mandible. Am J Phys Anthropol 1980 ; 52(4) : 491-500.
- Bhalajhi SI. Orthodontie : l'art et la science. 5e édition. New Delhi : Arya Medi Publishing House ; 2013.
- Singh G. Textbook of Orthodontics. New Delhi : Jaypee Brothers Medical Publishers ; 2004.
- Proffit WR. Orthodontie contemporaine. 2e édition. États-Unis d'Amérique : Mosby Year Book ; 1993.
- Marwah N. Textbook of Pediatric Dentistry. 3e édition. New Delhi : Jaypee Brothers Medical Publishers ; 2014.
- Premkumar S. Graber's Textbook of Orthodontics - Basic Principles and Practice. Haryana : Elsevier ; 2013.

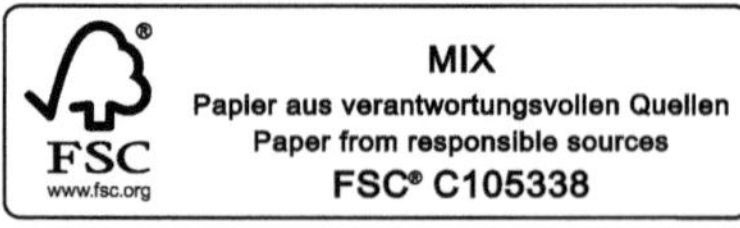

Printed by Books on Demand GmbH, Norderstedt / Germany